Dr. med Ellis Huber, geboren 1949, kam über Germanistik und Geschichte zur Medizin. Seit 1981 organisiert er zunächst als Gesundheitsdezernent, dann als Berliner Ärztekammerpräsident die »andere« Medizin in Deutschland mit. Seine Gegner fürchten die begründeten Attacken auf eine überkommene Standespolitik und eine patientenfeindliche Pharmaindustrie.

Dieses Buch wurde auf chlor- und
säurefreiem Papier gedruckt.

Aktualisierte und ergänzte Taschenbuchausgabe Juni 1995
Droemersche Verlagsanstalt Th. Knaur Nachf., München
© 1993 Argon Verlag GmbH
Umschlaggestaltung: Maria Herrlich, Berlin
Satz: Satzinform, Berlin
Druck und Bindung: Ebner Ulm
Printed in Germany
ISBN 3-426-77143-8

5 4 3 2 1

Ellis Huber

Liebe statt Valium

*Konzepte für
eine neue Gesundheitsreform*

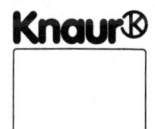

Inhalt

Vorwort 7

Einleitung................................. 13
   Eine Angst geht um –
   Heilung fehlt, Hoffnung wächst

*Das Gesundheitssystem ist so krank
wie die Gesellschaft* 23
   Der Deckmantel der Finanzkrise verbirgt den
   kulturellen Mangel

Halbgötter mit heiligem Schein 35
   Ärzte haben verspielt: Ansehen, Auftrag,
   Anspruch

Heilende Rituale 43
   Arzt-Patienten-Verhältnis als
   Verrücktheit zu zweit

Valium für das Volk 55
   Wie Ärzte Arzneimittelmißbrauch fördern

Von Drahtziehern und Pillendrehern 66
   Strategien der Pharma-Industrie

Die Gebührenziffern-Gala 74
   Wie Ärzte mit Spritze und Rezepten
   Kasse machen

Pillenschule der Nation 86
   Von der fehlgeleiteten stationären Versorgung
   im Krankenhaus

Vertane Chance Wiedervereinigung 100
   Wie West-Funktionäre die DDR-Medizin tilgten

Die falsche Therapie 118
   Das Gesundheitsstrukturgesetz und die
   Krankenkassen

Wendezeit in der Medizin 134

Aufbruch unterm Regenbogen 142
    Die Gesundheitsbewegung entwirft eine
    Gegenwelt

Der Gesundheits-Globus 155
    Ein Modell für vernetztes Denken und Handeln

Die isolierten Experten 170
    Seelenlose Körpermedizin und körperlose
    Seelenmedizin

Das Kreuz mit dem Kreuz 178
    Die Zivilisationskrankheiten als moderne Pest

Wenn die Seele Schmerzen macht 191
    Wie Sozialkrankheiten die Welt ausdrücken

Der gute Arzt achtet den Patienten
und macht Politik 199
    Schluß mit der lieblosen Medizin!

Hilf Dir selbst! 215
    Die Selbsthilfebewegung

Das Unternehmen
Gesundheit für Deutschland 225
    Mit modernem Management und Philosophie
    das System erneuern

Heilkunst für ein krankes System 237
    Wie das Gesundheitswesen reformiert
    werden muß

Literaturverzeichnis 253

Vorwort

Siehst du die Fichten da drüben? Die habe ich vor 25 Jahren gepflanzt, sie gedeihen prächtig – aber aus mir – da wird nichts mehr.« Genau erinnere ich mich an mein Gefühl der Hilflosigkeit, als ich vor vielen Jahren neben dem kranken Förster im Schwarzwald am Fenster stand. Ich wiegelte ab, das werde schon wieder. Dabei wußte ich genau, was die Ärzte der Uniklinik nur seiner Familie und mir als Medizinstudent gesagt hatten: Lungenkrebs, fortgeschritten, vier Monate höchstens noch für den einst so vitalen und jetzt angeschlagenen Mann. Wie spreche ich mit jemandem, der nicht mehr lange leben wird? Die Ärzte wußten es scheinbar auch nicht und drückten sich ganz: »Wir können nichts mehr machen. Nehmen Sie den Vater mit nach Hause, dort stirbt man ruhiger.«

Nachmittage verbrachte ich, damals in der Bibliothek auf der Suche nach der neuesten Literatur zum Lungenkrebs. Um herauszufinden, daß auch die differenziertesten Methoden, ob chemische Behandlung oder Bestrahlung, vielleicht vier Wochen mehr Lebenszeit brächten. Der junge Medizinstudent wollte es damals nicht wahrhaben: Die Medizin – sie kann nicht alles!

Was ich zu jener Zeit noch erfuhr: Auch ohne die ehrliche Diagnose der Ärzte wußte der 60jährige Mann ganz genau, was mit ihm los war. Mit Husten und Auswurf war er ins Krankenhaus gekommen, mit der Lüge »schwere Lungenentzündung« entließ man ihn nach Hause. Der empfindsame Mann aber sagte mir am Fenster: »Ich habe das Gefühl, in meiner rechten Brust sitzt ein Riesenklumpen, es ist ein Gefühl, als ob die Zellen in mir zerfallen.« Genau das war es, was die Ärzte auf dem Röntgenbild sahen. Der Kranke sah es, indem er in sich hineinhorchte und diagnostizierte: Das wird nichts mehr!

Er hatte sein realistisches Empfinden, seine berechtigte Sorge und war umgeben von Menschen, die den Ernst der Lage leugneten. Sie hatten sich von den Medizinern zum Theaterspiel verführen lassen. Der Todkranke und die Gesunden erlebten miteinander unaussprechliche Angst und Einsamkeit, ein Ausdruck unserer kommunikationsgestörten Welt.

Fünf Monate später starb der Mann, unter Schmerzmitteln, im Kreis der Familie und nach der letzten Ölung durch den Pfarrer. Ich habe hilflos geheult damals. Ich habe mich geschämt für eine Medizin, die Hoffnung auf Heilung macht, ohne diese Hoffnungen einlösen zu können. Für Ärzte, die sich vor dem offenen Gespräch drücken und die Familie des Kranken allein lassen mit der schweren Situation des langsamen Sterbens. Diese persönliche Erfahrung mit mir nahestehenden, lieben Menschen und der Medizin hat mich erschüttert und geprägt. Sie begründete meine Skepsis gegenüber medizinischen Vorgaben, meine (Selbst-)Kritik gegenüber ärztlichem Handeln und meinen Respekt gegenüber der Fähigkeit des Menschen zu Selbstwahrnehmung, Eigenheilung und Selbsthilfe.

Am Umgang der Medizin mit Todkranken hat sich bis heute wenig geändert: Getrieben vom Machbarkeitswahn kann für Mediziner in den Krankenhäusern nicht sein, was nicht sein darf: der Tod. Er wird angesehen als Kapitulation vor der Krankheit, als Mißerfolg. Fernab vom eigentlichen Krankenhausleben wird er auf Einzelzimmer abgeschoben oder in Spezialkliniken. Verbrämt als Menschenfreundlichkeit wird das Sterben nach außerhalb der Klinik verlegt, nach Hause. So wird ganz einfach durch räumliche Trennung die einfühlsame Begleitung des Sterbenden den Angehörigen oder aufs Sterben spezialisierten Einrichtungen überlassen und – als willkommener Nebeneffekt – ein

Krankenhausfall der modernen Medizin mit tödlichem Ausgang vermieden und somit der Klinik-Statistik entrissen.

Schmerzlich habe ich bis heute begreifen müssen: Unser Gesundheitswesen stellt herzlose Technik über den Menschen. Die Sachwalter der Medizin, die Ärzte, haben klein beigegeben: Nicht mehr die Gesundheit des einzelnen und der Gesellschaft stehen für sie im Mittelpunkt, sondern Geld und Ansehen, Macht und Einfluß. Andersdenkende werden durch Systemzwänge und autoritäre Unterdrückung an einer neuen, besseren Medizin gehindert. Unsere wirklichen Probleme, Zivilisations- und Sozialkrankheiten bekommt die Medizin nicht in den Griff. Die Menschen erhalten Valium, wo sie Liebe und Zuwendung bräuchten.

Ich habe mich früh gegen die Arbeit als Arzt in eigener Praxis und für praktizierte Gesundheitspolitik entschieden. Die Kräfte für eine Wende in der Medizin werden stärker. Es zeichnet sich heute eine Mehrheit dafür in der deutschen Ärzteschaft ab, wir stehen an der Schwelle eines neuen Zeitalters im Gesundheitswesen.

Von den Mitstreitern in der Gesundheitsbewegung der letzten 25 Jahre habe ich gelernt. Ihnen allen möchte ich danken. Die Mehrheit in der Berliner Ärztekammer zu erreichen war ein Gemeinschaftswerk vieler: Reinhold Grün, Roland Bersdorf, Ulrich Pape-Grupe, Thomas Dersée, Christof Müller-Busch, Helmut Becker, Eberhard Lott, Rüdiger Brand, Regina Fuchs-Hammoser, Constanze Jacobowski, Barbara Hoevener, Michael Roelen, Monika und Roland von Sehstern; und nach der Wende Ingrid Reisinger, Hannelore und Harald Mau. Eberhard Seidel und Jens Reich stehen stellvertretend für viele, die ebenso wichtig sind. Besonders fühle ich mich denen verbunden, deren Gedanken mich in den vergangenen Jahren besonders angeregt und geprägt haben.

Thure von Uexküll pflanzte in mir bereits Anfang der 70er Jahre den Keim für mein integriertes »Globus«-Modell, das ich in diesem Buch vorstellen werde. Seine Darlegung der psychosomatischen Medizin machte mir als jungem Mediziner klar, daß unsere körperorientierte, naturwissenschaftliche Medizin ein überkommenes Erbe aus dem 19. Jahrhundert ist, auch – und vielleicht gerade – weil sie im Hightech-Gewand daherkommt. Natürlich sind untrennbar damit verwoben die Erkenntnisse von Alexander Mitscherlich, der Krankheit als Konflikt zwischen dem einzelnen und der Gesellschaft erkannte, von der Sozialkrankheit berichtete und eindringlich darlegte, wie sich unser persönliches Erleben auswirkt auf das körperliche Befinden, also auf Gesundheit und Krankheit. Was Rückenleiden in unserer Zivilisation bedeuten, vermittelte mir Ulrich Schultz-Venrath. Bernhard Badura lieferte mit seinen sozialepidemiologischen Untersuchungen den Beleg dafür, daß die Krankheiten des einzelnen wesentlich bestimmt werden durch seine Herkunft: Aus welcher Region und Bevölkerungsgruppe stammt er, welcher sozialen Schicht gehört er an. Ilona Kickbusch vom Regionalbüro Europa der Weltgesundheitsorganisation entfaltete mir Theorie und Praxis der Gesundheitsförderung, Georges Fülgraff und Jürgen Eggert unterstützten meinen Weg zur Politik für Ärzte.

Den Größenwahn der Medizin, die als Institution Teil des kulturellen Gefüges ist und dank ihres Allmachtsanspruchs zur Entmündigungsschule der Nation wurde – dies analysiert für mich aufs trefflichste Ivan Illich in »Die Nemesis der Medizin«. Wolfgang Schmidtbauers »Hilflose Helfer« erklären ganz wunderbar die Krankheit der Ärzte selbst, welche eine Wurzel dafür ist, daß Ärzte überhaupt ihren Beruf ergriffen haben. Und Christian von Ferber lieferte dazu eine brillante, übergreifende Beschreibung des gesamten Sozial- und Medizinsystems und seiner historischen und gesellschaftspolitischen Verknüpfung mit der Industriekultur.

»Die Bedeutung der Medizin«, also die relative Macht medizinischer Institutionen und Eingriffe, faßte für mich typisch angelsächsisch der Brite Thomas McKeown zusammen: wissenschaftlich korrekt, aber ohne daß das Werk an Zahlen erstickt. McKeown auf deutsch ist für mich Heinz-Harald Abholz. Dieser Berliner Allgemeinmediziner, Mitglied der Fraktion Gesundheit in der Berliner Ärztekammer, verknüpft seine Erkenntnisse aus dem Praxisalltag in der Großstadt mit sozialwissenschaftlichen Ergebnissen und Analysen und argumentiert für eine humanökologische Medizin. Rolf Rosenbrock und Hermann Schulte-Sasse zeigten vielfach, wie aus ökonomischen Interessen in der Arbeitswelt und von seiten der Pharma-Industrie gegen die Gesundheit gehandelt wird.

Handfeste Verbesserungen für die tägliche Praxis entdeckte ich bei vielen »Gesundheitsarbeitern« der Gesundheitsbewegung. Was praktische psychosomatische Medizin mit Massagen, Bewegung, Selbstbeeinflussung und überhaupt Körperlichkeit bedeutet, brachten mir Helmut Milz und Mechthilde Kütemeyer nahe. Alf Trojan flößte mir Respekt ein vor den Selbstheilungskräften der Patienten, vor ihren Aktivitäten in Selbsthilfegruppen, und ich begriff, wie wichtig ein bescheidenes, den Patienten begleitendes Auftreten des Arztes ist. Fasziniert war ich von den Ausführungen des bekannten Bioenergetikers Larry Dossey, der die Erkenntnisse der Atomphysik in medizinisches Denken und Handeln übersetzt. Das hört sich kompliziert an, aber Dossey schildert auch farbige Beispiele wie das von dem Indianer, der an seinen nahen Tod glaubte, denn er wähnte sich verhext. Tatsächlich wurde er sterbenskrank und die Medizin war ratlos – erst als die Ärzte einen »Gegenzauber« mit blauer

Flamme inszenierten, mochte der Indianer wieder gesund werden, und er genas.

Bestärkt wurde ich in meiner Vorstellung, daß es so wie bisher mit Medizin wie mit Gesellschaft nicht weitergehen könne, von Fritjof Capras »Wendezeit«. Hier sprach einer aus, daß wir unsere Sehweise der Welt radikal ändern müßten, um die Welt selbst zu ändern. Und der Atomphysiker ist für mich ein lebendes Beispiel dafür, daß auch exakte Naturwissenschaft den Menschen in den Mittelpunkt stellen kann. Dies war für mich um so wichtiger, weil die gängige Medizin mit ihrem ständigen Streben nach Anerkennung als richtige Naturwissenschaft dies mehr und mehr zu verdrängen schien.

Last but not least, nein, gewiß nicht den letzten Platz im Denken all derer, die mit uns aufbrachen in der Gesundheitsbewegung, nimmt Horst-Eberhard Richter ein. »Lernziel Solidarität«, »Die Gruppe«, »Patient Familie«, »Flüchten oder Standhalten«, um nur einige seiner Bücher zu nennen – sie prägten eine junge Mediziner-, Soziologen- und Psychologen-Generation sowie viele andere die wissen wollten, wie Gesellschaft funktioniert und gesunden kann. Von Richter lernte ich, daß nur die persönlich Standhaften die Fehlhaltungen der Gesellschaft ändern können und ich begriff: Die ärztliche Aufgabe ist nicht nur der einzelne Kranke, sondern die ganze Gesellschaft.

Eine Ärzteschaft in sozialer Verantwortung beginnt, die Wendezeit in der Medizin zu gestalten. So sind wir auf dem Weg zu einer Gesellschaft, die menschlich mit allen ihren gesunden, gebrechlichen und kranken Gliedern umgeht. Das stimmt mich hoffnungsfroh und zuversichtlich, und ich bin sicher, daß wir gemeinsam eine Kulturreform für das Immunsystem dieser Gesellschaft schaffen und mehr Gesundheit für den einzelnen wie für die gesamte Bevölkerung erreichen.

Einleitung

Eine Angst geht um – Heilung fehlt, Hoffnung wächst

Eine Angst geht um in Deutschland – genaugenommen sind es mehrere Ängste: Die Angst des einzelnen vor Arbeitslosigkeit und sozialem Abstieg. Die Angst der Industrie vor weiteren Einbrüchen im Wirtschaftswunderland. Die Angst der Politiker vor einem neuen Deutschland, das nur unter Schmerzen zusammenwächst. Alle leiden unter der Krise, einzeln und als Gesellschaft. Die Nation leidet unter den Folgen der Vereinigungswirren und empfindet den sozialen Frieden als bedroht. Wenn ein Patient über Kopfschmerzen klagt, wird der gute Arzt nicht einfach Pillen verschreiben – er wird den Patienten nach dem Warum für diese Kopfschmerzen fragen. Und erfahren: Es sind seine Lebensumstände, die ihn drücken, Streß am Arbeitsplatz und Streit in der Familie. Die unglückliche Lebenssituation zeigt sich als Kopfschmerz. Oft kann der Arzt daran nichts ändern, auch wenn er das Problem erkennt. Dem Patienten Deutschland geht es nicht anders als dem Kopfschmerzpatienten: Orientierungslosigkeit und soziale Krise drücken auf die Gesundheit vieler Menschen. Und ausgerechnet die Einrichtung, die helfen sollte, steckt selbst mittendrin in der Krise. Unser Gesundheitswesen ist so krank wie die Gesellschaft, deren Mitglieder es betreuen sollte, heilen sollte.

Mehr als 400 Milliarden DM verschlingt das gesamte Unternehmen Gesundheitsversorgung in Deutschland jedes Jahr – eine Summe, die sich die Politiker unseres

Landes wirtschaftlich nicht mehr leisten wollen und daher dämpfen möchten. Aber nicht ums Geld sollte es uns gehen: Selbst wenn wir noch mehr Milliarden für Medizin ausgeben könnten – die Bevölkerung würde dadurch nicht gesünder. Bis heute stellt insbesondere die Gesundheitspolitik immer die falsche Frage. Nicht: »Für wieviel Milliarden können wir uns Medizin leisten?« sollte uns interessieren, sondern: »Welche Medizin wollen wir uns leisten?« Bis heute glauben Gesundheitspolitiker, daß die bisher praktizierte Medizin sinnvoll, nützlich und notwendig sei. Und das ist falsch.

Je mehr die Krise sich zuspitzt, desto größer werden die Chancen, etwas zu ändern. Noch in den 70er Jahren wurden die jungen Medizinerinnen und Mediziner von den alteingesessenen Kollegen bespöttelt, als sie ihre Forderungen formulierten: Ganzheitliche Medizin, Gesundheitszentren und Selbsthilfeförderung. Sprechende Medizin und vernünftiger Gebrauch von Apparatemedizin. Inzwischen ist die Opposition von damals zu einer gehörten, immer stärker werdenden Kraft gewachsen, die vom Umdenken innerhalb der Ärzteschaft zeugt.

Wir befinden uns mitten in der Wendezeit in der Medizin. Das Menschenbild aus dem 19. Jahrhundert, die Körpermaschine, wird abgelöst von einer ganzheitlichen Sicht des Menschen mit Körper, Seele und Lebensumfeld. Wendezeiten sind turbulente Zeiten, in denen die alten Kräfte noch einmal aufbegehren. Dennoch wächst auch bei Politikern, bei den Standesorganisationen der Ärzte und bei den Krankenkassen die Bereitschaft, sich ebenfalls neu zu orientieren.

Jedoch nicht etwa aus gewonnener Einsicht: Nein, aus Kostengründen. Die leichte Kurskorrektur durchs Gesundheitsstrukturgesetz von 1993 ist angesichts der wirklichen Krise halbherzig. Sie gleicht dem Verhalten des Diabetes-Kranken, der Schokolade und Kuchen nur heimlich ißt und sie einen Tag vorm Zuckertest beim Arzt verschmäht. Sein Testergebnis fällt passabel aus – aber langfristig schadet er sich selbst. Erst ein Zusammenbruch des Stoffwechsels wird ihn von einer vernünftigen Diät, einer anderen Lebensweise überzeugen. Im Gesundheitswesen muß sich ein radikaler Sinneswandel durchsetzen. Es geht um eine wirkliche Kulturreform und nicht nur um Strukturkosmetik.

Die Kulturreform muß von den Ärzten ausgehen, denn sie steuern nicht nur den Großteil aller zur Verfügung stehenden Mittel im Gesundsheitswesen – sie sind die Manager in einem zur Zeit leider völlig desorganisiert erscheinenden Unternehmen. Aufgerieben zwischen Ethik und Monetik sind die meisten Ärzte heute überfordert in ihrer täglichen Arbeit: Die Patienten verlangen ihnen viel ab mit diffusen, schwer zu ermittelnden Krankheitsbildern und ihrem Anspruch nach klaren Lösungen. Das komplizierte Honorierungssystem zieht wertvolle Energie ab von der Zuwendung zum Menschen Patient. Krankenhausärzte leiden zusätzlich unter Hightech-Medizin, hochgradiger Spezialisierung und dem Chefarztsystem mit seinen an den Feudalismus des Mittelalters gemahnenden Abhängigkeitsverhältnissen. Manchmal werden die Ärzte zur Gefahr für die Gesundheit der Patienten. Ihre Arbeitsplätze machen sie selbst ebenfalls krank, und Mediziner stecken wie die Medizin als Ganzes in der Krise.

Die Medizin als Institution ist ein sich selbst stabilisierendes System und schwer zu erschüttern. Zu wirksam ist das alte Bild vom Menschen, der reparierbar wie ein mechanisches Uhrwerk erscheint. Patienten glauben daran und machen gläubig alle Rituale mit, die Ärzte ihnen anbieten, wenn keine eindeutige körperliche Lösung für ihr Problem vorhanden ist. Laborfetischismus und Hightech-Blenderei sollen darüber hinwegtäuschen. Auch der unglaubliche Tablettenkonsum in unserem Land dient mehr der Beschwichtigung als der medizinisch angezeigten Therapie: Rund die Hälfte der alljährlich von den Kassen gezahlten Arzneien könnten wir einsparen.

Der medizinisch-industrielle Komplex profitiert von unserem Gesundheitssystem. Die für ärztliche Arbeit und das Wohl des Patienten abträgliche Verbindung zur Pharmaindustrie lernte ich schon als junger Arzt kennen, als ich mich bei Fortbildungsveranstaltungen des Hartmannbundes, dem Kampfbund der konservativen Ärzte, darüber wunderte, daß die Ärzte wenig hungrig auf Information waren, an den damals schon reichhaltigen und von Pharmaunternehmen spendierten Büfetts aber kräftig zulangten. Der Appetit auf die Produkte sollte auch damals schon beim Essen kommen. Der Marketing-Angriff auf die verordnenden Ärzte ist heute flächendeckend, die Pharma-Industrie hat sich ein Amigo-System geschaffen. Doch der Pharma-Industrie weht jetzt ein etwas schärferer Wind entgegen – Folge des Gesundheitsstrukturgesetzes und der allgemein wachsenden Kritik.

Teile der Ärzteschaft glauben, sich ihre Stammeskämpfe und Pfründekonkurrenzen noch immer erlauben zu können. Die hartgesottenen Kollegen unter ihnen wissen auch in Zeiten gedeckelter Budgets ihr Schäfchen ins Trockene zu bringen. Ich freue mich jedoch, daß die gesellschaftspolitisch verantwortungsbewußten und sozial beherzten unter den ärztlichen Standesfunktionären immer stärker werden. Es besteht Hoffnung: Viele Ärzte haben bereits umgedacht, viele Patienten mausern sich vom unterwürfigen Pillenschlucker zum mündigen Individuum, das die Verantwortung für seine Gesundheit nicht an der Praxistür des Halbgotts in Weiß abgeben mag. Diese Patienten suchen sich die Ärzte, die mehr Zeit für ein Gespräch aufbringen als für unüberlegte und schnelle Apparatediagnostik. Die Krankenkassen und Politiker beginnen, durch die Not verordnet, über die angemessene Entlohnung dieser ärztlichen Arbeit nachzudenken, die lange Zeit durch gängige Honorarpraxis stiefmütterlich behandelt worden war. Da wird zwar nicht unbedingt aus freien Stücken gehandelt, aber das Ergebnis ist nicht nur besser für den Patienten, es spart auch Kosten, wie ich an vielen Beispielen zeigen kann.

Einen wichtigen Einschnitt in der Entwicklung unserer Gesellschaft haben wir als Wendepunkt verpaßt: als Wendepunkt von der Ellenbogen-Gesellschaft zur Gesellschaft mit mehr Solidarität und Mitmenschlichkeit einerseits, als Wende von staatlich beschnittener Mündigkeit zum politisch tätigen Bürger. Gemeint sind natürlich die verpaßten Wendepunkte in beiden Teilen Deutschlands in der Zeit seit dem Mauerfall am Abend des 9. Novembers 1989. Was zwei deutsche Michels hoffnungsvoll tagelang nur »Wahnsinn, Wahnsinn« stammeln ließ – es taugt bestenfalls zur sentimentalen Erinnerung. Im Westen wurde die Chance verpaßt, die friedliche Revolution des Ostens aufzunehmen und soziale Ungerechtigkeiten im westlichen Deutschland anzuprangern. Im Osten fielen die Bürger in die Fernsehsessel zurück, nachdem sie sich die neuen Farb-TV-Geräte und zum besseren Empfang die entsprechenden Schüsseln dazu durch Montagsdemonstrationen erlaufen hatten.

Hüben wie drüben fühlen sich Menschen überfahren und von der Geschichte geprellt: Die Westdeutschen beklagen lauthals den Griff der hilflosen Bonner Regierung in ihr Portemonnaie. Die Ostdeutschen baden die Umwälzungen durch Arbeitslosigkeit aus, die von der Nürnberger Bundesanstalt für Arbeit und den Bonner Sozialpolitikern geschickt in Statistiken versteckt wird durch Programme der Arbeitsbeschaffung und Umschulung. Gerade wenn Ossis wie Wessis in Umfragen die eigene wirtschaftliche Situation als »gut« bezeichnen, die Gesamtlage dagegen als »schlecht«, wird deutlich, wie groß die Angst des einzelnen vor sozialem Abstieg ist. Wissenschaftler bezeichnen diese Diskrepanz zwischen der Einschätzung der eigenen wirtschaftlichen Situation und der gesamten Lage zu recht als »Angstlücke«. Da haben wir sie wieder: die Angst, die krank macht.

Ärzte diagnostizieren schon heute die körperlichen Symptome dieser Angst, sie behandeln die entsprechenden Beschwerden – aber sie könnten und sollten noch viel mehr: Eine Ärzteschaft in sozialer Verantwortung diagnostiziert individuelles sowie soziales Leid, entwickelt eine Gesundheitspolitik für die Menschen und setzt diese Politik durch. Das heißt: Statt wie bisher nur die eigenen finanziellen Pfründe zu sichern, übernimmt die Selbstverwaltung der Ärzte neue, soziale und politische Aufgaben. Langfristig dient sie damit natürlich auch sich selbst, denn das heutige Gesundheitssystem wird auf Dauer nicht finanzierbar sein. Auch die Bevölkerung hat genug davon, daß Ärzte und medizinisch-industrieller Komplex eigennützig vom Gesundheitswesen profitieren, nicht aber der Gesundheitszustand der Bevölkerung insgesamt.

Wir müssen uns lösen von der Vorstellung, daß die Krise im Gesundheitswesen eine rein finanzielle ist, wie es uns die Politiker glauben machen wollen. Die Krise ist eine kulturelle, es fehlt an der geistigen Orientierung. Wenn das Gesundheitsstrukturgesetz sparsameres Wirtschaften verordnet, kann das nur eine Übergangslösung sein. Die Finanznot des Systems ist lediglich Ausdruck des schlecht funktionierenden Systems. Jahrzehntelang konnte es seine Abläufe verfestigen, seine Gleise einfahren. Jetzt wird es schwer, diese Verkrustung aufzubrechen. Alle Beteiligten scheinen sich vor Änderungen zu fürchten: die Ärzte vor anderen Honorierungs- und Arbeitsmethoden, die Krankenkassen vor neuer oder anderer Verantwortung, die Patienten vor Verantwortung für die eigene Gesundheit wie für die Mitbestimmung innerhalb der Krankenkassen. Und die Politiker haben weniger Angst vor dem Gerangel um neue Gesetze und den dafür nötigen endlosen Ausschußsitzungen als vor dem wiederholten Bild der Hilflosigkeit, das sie dabei in der Öffentlichkeit abgeben könnten.

Schon die Aufzählung der beteiligten Gruppen zeigt, daß selbst die schwächste dazu in der Lage wäre, das System aus den Angeln zu heben. Aber alle haben Angst vor dem selbstverantworteten Bruch – den sie dennoch vollziehen sollten, weil es sonst aus finanziellen und moralischen Gründen in absehbarer Zeit zum unwillkürlichen und somit schwer kontrollierbaren Bruch kommen wird.

Geprägt durch meine persönlichen Erfahrungen als Arzt mit politischem Auftrag – und als solcher verstehe ich mich zunehmend – erwarte ich die wichtigen Anstöße für den Wandel mittlerweile nicht mehr von seiten der Gesundheitspolitik, denn Gesundheitspolitiker sind ihrerseits wieder eingebunden in das große System Politik, das noch zementierter und starrer erscheint als das Abhängigkeitsgeflecht im Gesundheitswesen. Die Glaubwürdigkeitskrise der Politiker übersteigt noch die der Mediziner.

Nein, von sozialpolitisch handelnden Ärzten dürfen wir einen Weg aus der Krise erwarten. Es sind die Ärztinnen und Ärzte in sozialer Verantwortung, die Erneuerung und Umdenken in der Gesundheitsversorgung tragen. Sie sind nicht mehr bloße Mediziner, sondern wieder Ärzte. Das heißt heute: ganzheitliches Denken statt Apparatemedizin, Ethik statt Monetik, Kooperation untereinander und mit anderen der Gesundheit dienenden Berufsgruppen statt Konkurrenz. Und es gilt auch, die Zivilisationskrankheiten als solche zu verstehen und für gesündere Lebensumstände in unserer Zivilisation zu sorgen. Ein hehrer Anspruch, gewiß. Aber die Ärzte verfügen mit ihren Selbstverwaltungsgremien, ihren Ärztekammern und Kassenärztlichen Vereinigungen, bereits über vorzügliche Therapiemöglichkeiten für den kranken Patienten Gesundheitswesen. Sie müssen sich nur mutig für den Wandel entscheiden und das ganze Spektrum der zur Verfügung stehenden Behandlungsmöglichkeiten einsetzen. Das bedeutet auch und ganz besonders für die Ärzte: Aufwachen aus dem Valiumzeitalter.

Meine grundlegenden Vorstellungen hatte ich in einem »Manifest der Ärzteschaft in sozialer Verantwortung« zusammengefaßt und im Juni 1993 im »Parlament« der Ärzte, auf dem Deutschen Ärztetag in Dresden zur Diskussion gestellt. Die Reaktionen kamen erstaunlich prompt. Bereits kurz danach erhielt ich nachdenkliche und ermutigende Rückmeldungen von Standesfunktionären, von denen ich dies nicht erwartet hatte. Ob dieser Sinneswandel auf Einsicht zurückzuführen oder nur Fassadenkosmetik eines untergehenden Systems ist – wir werden sehen, ob die Funktionärselite der Ärzte ein Programm zur Gesundheitspolitik formulieren wird, das die Probleme beim Namen nennt und verantwortungsbewußte Orientierung für die Ärzte vorgibt.

Für »Liebe statt Valium« habe ich Ideen aus dem Manifest mit handfesten Problemen aus der Lebenswelt der Ärzte und Patienten verknüpft, um sie so auch interessierten Laien zugänglich zu machen. Unser Gesundheitswesen erscheint so als ein Sammelsurium von Widersprüchen, getragen und zusammengehalten nur von der oft vordergründigen Hoffnung aller Beteiligten auf Heilung von individuellem und sozialem Leid. Einige Widersprüche seien genannt: Anspruch und Alltag der Ärzte. Gläubigkeit der Patienten und ungenutzt weggeworfene Arzneimittel. Regelungen im Einigungsvertrag und die Abwicklung des DDR-Gesundheitswesens. Hightech-Medizin und dennoch

Zivilisationskrankheiten ohne Ende. – »Liebe statt Valium« meint für mich, daß Ärzte heute Befunden nachjagen, wo es eigentlich um Befindlichkeiten geht, und: Liebe statt Valium ist eine Aufforderung zum Handeln.

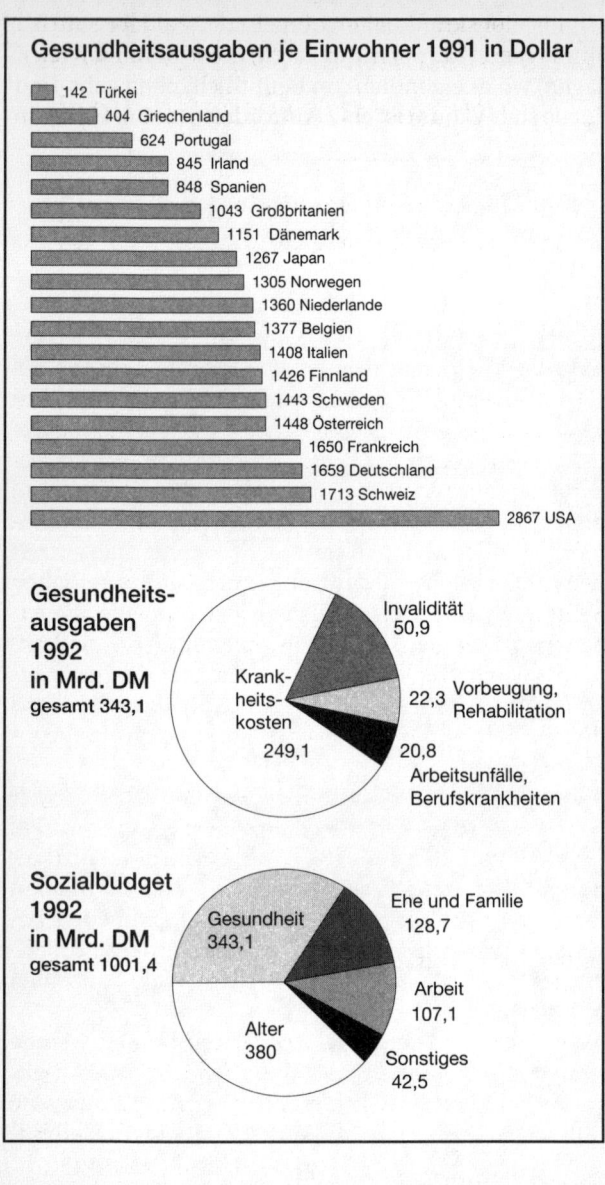

Das Gesundheitssystem ist so krank wie die Gesellschaft

Der Deckmantel der Finanzkrise verbirgt den kulturellen Mangel

Das Gesundheitswesen ist ein Organ in unserem gesellschaftlichen Gefüge. Es sollte als Immunsystem im sozialen Organismus wirken, also erkennen, was im Gesellschaftskörper schief läuft, die Beschwerden behandeln – aber auch dauerhaft Anti-Körper bilden, um neuem Leiden vorzubeugen. Und genau hier funktioniert das Gesundheitswesen nicht: Es hilft dem einzelnen für den Moment, es nimmt ihm seine körperlichen Symptome. Das was wirklich drückt, die Seele, die Arbeitsbedingungen, die Lebensumstände – das will unser gesellschaftliches Immunsystem zur Zeit nicht erkennen und bekämpfen. Die Kulturkrise jedoch wird den Bürgern als Finanzkrise verkauft und vordergründig bekämpft.

Zu den Produktiv-Kräften der Volkswirtschaft in der sozialen Marktwirtschaft gehört neben Kapital, Arbeit, Grund und Boden auch der soziale Frieden – er ist unmittelbar mit der sozialen Gesundheit, mit der inneren Harmonie der Gesellschaft verknüpft. Rentenversicherung, Krankenversicherung, Arbeitslosen- und Unfallversicherung gehören dazu, sie dienen dem einzelnen wie dem Gemeinwohl.

Die Sozialleistungen lassen wir uns eine Menge kosten. Wir, das sind Staat, Unternehmen und Arbeitnehmer und andere. 1992 zahlten wir insgesamt eine Billion DM, also 1.000 Milliarden DM, fürs Sozialbudget. Die Alterssicherung schlug mit 380 Milliarden DM zu Buche, der Bereich Familie und Ehe mit 128,7 Milliarden DM, für Arbeitslosigkeit, berufliche Bildung und ähnliches wurden 107,1 Milliarden DM aufgebracht, und für den Bereich Gesundheit 343,1 Milliarden DM.

Bei den Gesundheitskosten finanzierte allein die gesetzliche Krankenversicherung 210 Milliarden DM. Hinzu kamen Gesundheitsleistungen aus der Rentenversicherung, der Unfallversicherung, aus öffentlichen Haushalten und aus der Sozialhilfe, zusammen gut 343 Milliarden DM. Addiert man die Kosten der Lohnfortzahlung und die privaten Ausgaben für die Gesundheitsversorgung, kommt man auf die insgesamt mehr als 400 Milliarden DM für das Gesundheitswesen, die immer wieder als Gesamtkosten des Geschäfts mit der Gesundheit genannt werden. Es gibt unterschiedliche Ansätze, die Pro-Kopf-Kosten der Gesundheitsversorgung zu berechnen. Die deutschen landen auf jedem Fall immer in der Spitzengruppe. Ein gängiger Vergleich ermittelte für das Jahr 1991 höhere Pro-Kopf-Ausgaben für Gesundheit als in Deutschland nur für die USA und die Schweiz.

Nicht nur für Politiker ist seit einigen Jahren klar: Die Ausgaben für das Gesundheitswesen haben die Grenzen der Belastbarkeit erreicht. Im Vorfeld des Gesundheitsstrukturgesetzes 1993 war viel von einer Kostenexplosion im Gesundheitswesen die Rede. Im Rahmen des Bruttosozialprodukts steht für das Gesundheitssystem nur eine begrenzte Summe zur Verfügung, die politisch oder gesellschaftlich ausgehandelt wird. Von 1980 bis 1991 stiegen die Ausgaben fürs westdeutsche Gesundheitsbudget (Krankheit, Arbeitsunfall, Invalidität, Vorbeugung) von rund 156 Milliarden DM auf rund 270 Milliarden DM. Ihr Anteil am Bruttosozialprodukt – also der Summe aller in Deutschland erbrachten, geldwerten Leistungen –

blieb seit Mitte der 70er Jahre etwa gleich. 1992 betrug der Anteil des Gesundheitssystems am Bruttosozialprodukt 8,1 Prozent.

Betrachten wir noch einmal das Sozialbudget, also die Summe aller Sozialleistungen für Gesundheit, Renten, und Arbeit. Es betrug 1960 knapp 70 Milliarden DM, 1991 waren es 766 Milliarden, 1993 war die Billionengrenze überschritten. Die sogenannte Sozialleistungsquote gibt den Anteil des Sozialbudgets am Bruttosozialprodukt an. Von 1965 bis 1975 stieg dieser Anteil, bis 1990 fiel er wieder, jetzt steigt er durch die Wiedervereinigung bedingt erneut leicht. Hier kann man also, eben wie bei den Gesundheitskosten als Teil des Sozialbudgets, keine Kostenexplosion ablesen. Für den Staat oder die Arbeitgeber explodierten die Kosten schon gar nicht. Wenn jemand wirklich zahlte, waren es die Arbeitnehmer.

Eine Kostenexplosion verbirgt sich da, wo sie sozialen Sprengstoff liefert, in den extrem gestiegenen Belastungen der Arbeitnehmer für die gesetzliche Krankenversicherung. Die arbeitende Bevölkerung wurde immer stärker für die Krankenkasse zur Kasse gebeten. Folgerichtig machten die Gesundheitspolitiker, die auf Kostendämpfung statt auf Strukturwandel und Kulturreform setzen, die gesetzliche Krankenversicherung zum Kernstück des Gesundheitsstrukturgesetzes 1993. Ihre Ausgaben wurden begrenzt, »gedeckelt«. Die Politik handelte aus finanziellen Gründen, die einseitigen Belastungen an einer besonders sensiblen Stelle des Gesundheitswesens drohten das gesamte System zu sprengen.

Auf zwei Gründe läßt sich die gestiegene Belastung der Arbeitnehmer zurückführen: Einerseits ging der Anteil der Löhne und Gehälter am insgesamt steigenden Bruttosozialprodukt stetig zurück – der Anteil von Gewinnen und Vermögenserträgen am Bruttosozialprodukt weitete sich entsprechend aus. Selbst wenn

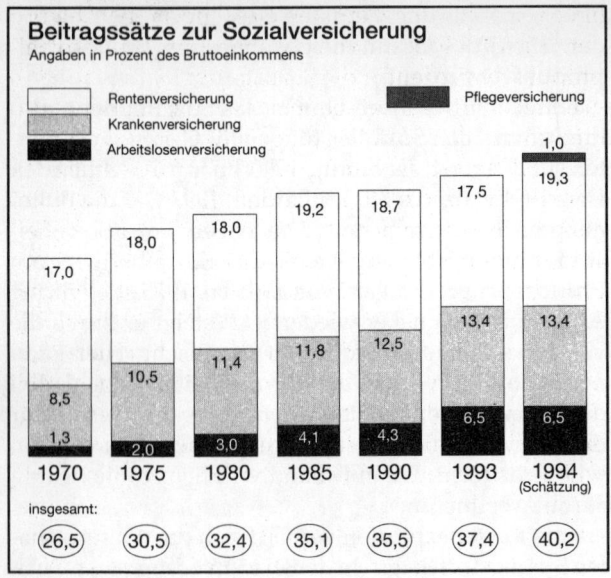

die Prozentsätze der Sozialabgaben für Arbeitslosenversicherung, Kranken- und Rentenversicherung stabil geblieben wären, hätte sich der Anteil der arbeitenden Bevölkerung an den Sozialkosten also überproportional stark erhöht. Aber besonders die Beiträge zur Arbeitslosenversicherung und Krankenversicherung stiegen. Arbeitnehmer und Arbeitgeber zahlten 1980 gemeinsam noch 32,4 Prozent des Bruttoeinkommens für die Sozialversicherung, 1993 waren es 37,4 Prozent, und für 1994 werden inklusive Pflegeversicherung über 40 Prozent erwartet.

Die Beiträge zur gesetzlichen Krankenversicherung waren hauptsächlich deswegen gestiegen, weil die gesetzliche Krankenversicherung der Arbeitnehmer einen immer höheren Solidarbeitrag für die Krankenversicherung der Rentner zahlen mußte. Der Staat hatte diese Belastungen abgewälzt. So lag 1970 der Beitrag für die gesetzliche Krankenkasse noch bei durchschnittlich 7,7 Prozent vom Grundlohn und 0,64 Prozentpunkte wurden für die Beiträge der Rentner umgeschichtet. 1991 wurden bei einem Kassenbeitrag von durchschnittlich mehr als 12 Prozent 3,56 Prozentpunkte für die Rentner verwandt, in DM: 37 Milliarden DM.

Wenn die Arbeitnehmer schon immer mehr zahlen mußten – bekamen sie dafür mehr Gesundheit? In der Tat deuten alle Vergleichswerte, die relevant sein könnten, darauf hin. Die Lebenserwartung für deutsche Frauen wuchs von 1949 bis 1988 von 68,5 Jahre auf 78,9 Jahre, Männer lebten 1988 mit durchschnittlich 72,2 Jahren immerhin mehr als acht Jahre länger als 1949. Ein anderer Vergleichswert: die Säuglingssterblichkeit. Sie lag 1990 in den alten Bundesländern bei 7,1 pro Tausend Lebendgeborenen, 1950 bei 55,3 pro Tausend. Häufig werden Zahlen wie diese herangezogen, um bessere medizinische Möglichkeiten nachzuweisen, denn in den günstigeren statistischen Werten, so wird gesagt, verbergen sich Menschenleben. Das ist richtig. Auch das Bundesgesundheitsministerium argumentiert in seinem im August 1993 vorgelegten internationalen Vergleich von Gesundheitssystemen mit »Effizienzindikatoren«, die sich aus gewonnenen Lebensjahren und dem Anstieg der Gesundheitsausgaben zusammensetzen. Dabei schneidet Deutschland hinter Portugal und Belgien gut ab. Zwar weist das Bundesgesundheitsministerium darauf hin, wie problematisch solche Vergleiche sind, denn es kommt nicht nur auf Lebenszeit, sondern auch auf Lebensqualität an, außerdem hätten Veränderungen der Umwelt und Arbeitsbedingungen »oftmals« einen größeren Einfluß auf die gesundheitliche Situation als das Niveau der medizinischen Versorgung. Das wird offen zugegeben. Aber gleichzeitig sollen uns errechnete Quoten und Effizienzfaktoren beweisen, wie sich unsere Investitionen in die Gesundheit rentieren.

Für die Öffentlichkeit wird bislang hauptsächlich mit statistischen Werten und Kurvenverläufen argumentiert, der Bürger ist gewohnt, daran zu glauben. Hier wird deutlich, wie sich unsere an Zahlen und durch sie vermeintlich nachweisbare Effektivität orientierte Gesellschaft immer noch in die eigene Tasche lügt. »Mir geht es gut, darum zahle ich auch für die Krankenversicherung.« Wohlstand und der soziale Friede beeinflussen die Gesundheit der Menschen in der Tat mehr als Pillen und medizinische Geräte. Dies zeigen alle wissenschaftlichen Untersuchungen. Steigende Ausgaben für die gesetzliche Krankenversicherung bedeuten also nicht mehr Gesundheit. Die Formel »Viel hilft viel« geht nicht auf. Haben wir denn die Ausgaben fürs Gesundheitswesen in den vergangenen zehn Jahren auf über 400 Milliarden Mark jährlich gesteigert, ohne daß dafür nennenswerte Verbesserungen eingetreten wären? Sie nähern sich beträchtlich dem Staatshaushalt von 458 Milliarden DM in 1993 und liegen etwa achtmal höher als der Rüstungsetat. Noch gewaltiger erscheint da im Vergleich die eine Billion DM für unsere Sozialleistungen.

Haben die Arbeitnehmer also mehr und mehr gezahlt und wenig dafür bekommen? Es sieht fast so aus. Obwohl wir – inflationsbereinigt – heute zweimal soviel für Gesundheit ausgeben wie 1960, sind wir keinesfalls »gesünder« als vor 30 Jahren. Millionen leiden unter chronischen Krankheiten wie Bronchitis oder Diabetes, unter Krebs, unter psychosomatischen Leiden oder psychosozialen Befindlichkeitsstörungen. Alte Menschen, Pflegebedürftige, Alkohol- und Drogenabhängige, durch psychische oder soziale Not aus der Gesellschaft Herausgefallene stehen am Rande unseres Gemeinwesens, werden vernachlässigt, abgeschoben, nicht integriert. Wir müssen endlich erkennen: Die Krise unseres Gesundheitswesens ist keine finanzielle, sondern eine kulturelle. Wir sollten also nicht sagen, wir hätten über unsere finanziellen Verhältnisse gelebt, besser wäre es zu sagen: Wir haben entsprechend unseren gesellschaftlichen Verhältnissen gelebt beim Gesundheitswesen, denn es ist Teil dieser Gesellschaft und spiegelt in seinem Bereich die Strukturen des Ganzen wider. Diese Strukturen sind bekannt: Unsere Leistungsgesellschaft hat feste Hierarchien, durchlässig da, wo es der Wirtschaft nützlich ist, sozial abgefedert da, wo es für den sozialen Frieden unabdingbar ist.

Wenn wir unser Gesundheitssystem heilen, hilft das gleichzeitig der ganzen Gesellschaft. Viele Menschen setzen ihre Hoffnung auf bessere Ärzte, Psychologen und Sozialarbeiter. Diese Hoffnung wirkt gegen die Angst, die unsere Gesellschaft in allen ihren Bereichen erfaßt hat. Die Medizin, die Ärzte als Leitprofession des Gesundheitswesens müssen mit gutem Beispiel vorangehen. Zur Zeit kurieren sie zu viel an den körperlichen Symptomen herum, statt wahre Heilkunst anzuwenden.

Die Ärzte sind heute Dreh- und Angelpunkt des Gesundheitswesens: Sie legen fest, wer krank ist und wer gesund. Sie bestimmen die Leistungen im Krankheitsfalle: Es gibt keine diagnostische Prozedur, kein therapeutisches Konzept, keine Arznei und keine Kur, kein belegtes Krankenhausbett und keine Heilbehandlung, keine Arbeitsunfähigkeit und keine frühzeitige Rentenzahlung ohne Zustimmung oder Anordnung eines Arztes. Von den rund 400 Milliarden Mark Kosten des Gesundheitswesens dirigieren die Ärzte rund 320 Milliarden, gut 80 Prozent. Von den über 300.000 Ärztinnen und Ärzten in Deutschland bestimmen hauptsächlich die rund 100.000 Kassenärzte, wie das Geld eingesetzt wird. Die sogenannten Vertragsärzte der Krankenkassen bilden den Managementstab, die Führungsmannschaft im deutschen Gesundheitswesen. Die Kassenärztlichen Vereinigungen und Ärztekammern, für gewöhnlich Hobby-Organisationen von Ärzten nach Feierabend, ausgestattet mit willfährigen Geschäftsführern aus dem nicht-ärztlichen Bereich, bilden die überforderten und dilettantischen Führungsgremien.

Die Ärzte verfügen also direkt und indirekt über den Großteil der Mittel, die im Gesundheitswesen ausgegeben werden. Während der vergangenen Jahre klagten die konservativen Standesfunktionäre hauptsächlich über die Finanzkrise, statt die eigene Schlüsselstellung im System verantwortlich auszufüllen und über Inhalte der ärztlichen Versorgung nachzudenken. Die Lage im deutschen Gesundheitswesen läßt sich anhand eines kleinen Gleichnisses beschreiben, mit dem ich 1991 das deutsche Ärzteparlament erschreckte: Vollbesetzt fliegt ein Luxusreisebus auf unbefestigter Straße wegen überhöhter Geschwindigkeit aus der Kurve. Der Fahrer beschuldigt nun den Verkehrsminister des falschen Straßenbaus, den Automobilhersteller der unangemessenen Fahrwerksausstattung, die Polizei wegen fehlender Geschwindigkeitsbegrenzung. Die Fahrgäste hätten schuld, weil ihr anhaltendes Klatschen ihn zum Gasgeben gezwungen habe, und ein Kollege sei auch schuld, weil der ihm mit der Lichthupe im Nacken saß und mit frisiertem Motor zu überholen drohte. Er, der Fahrer, sei für das Geschehen nicht verantwortlich. Ihm gebühre vielmehr ein Sonderhonorar für seine Risikobereitschaft und selbstverständlich der Ersatz seines verbeulten Arbeitsgeräts. Das ist die Lage der Ärzte. Im Gesundheitswesen ist es der Arzt, der am Steuer sitzt. Er fährt das System Gesundheitsversorgung. Die Ärzteschaft ist für die Regeln und die Funktionstüchtigkeit der Krankenversorgung verantwortlich, und sie sollte diese Aufgabe nicht auf andere schieben.

In Deutschland hat sich ein System der Selbstverwaltung im Gesundheitswesen historisch entwickelt. Der sogenannte Sicherstellungsauftrag legt fest, daß die Kassenärzteschaft die ambulante ärztliche Versorgung der Bevölkerung übernimmt. Die Kammergesetze der Länder übertragen den Ärztekammern die Regelung der Berufsausübung aller Ärzte. Heute müßten wir den Sicherstellungsauftrag entsprechend unseren Lebensbedingungen umfassender definieren, wie ich noch zeigen werde. Die Selbstverwaltung der Krankenkassen als Gemeinschaft der Versicherten und die Selbstverwaltung der Ärzteschaft können nur produktiv wirken, wenn sie sich ihrer sozialen Verantwortung bewußt sind und entsprechend handeln. Das ist schon lange nicht mehr der Fall. Die Beteiligten verfolgen hauptsächlich ihre gruppenegoistischen Interessen. Krankenkassen, kassenärztliche Versorgung und Krankenhausversorgung kämpfen um ihre individuellen Nischen und möglichst lukrative Bestandteile des Finanzierungskuchens.

Ein Blick auf andere Modelle der Gesundheitsversorgung zeigt, daß auch sie keine Alternativen bieten. Das US-amerikanische Gesundheitswesen beispielsweise funktioniert marktwirtschaftlich-kapitalistisch. Es produzierte in den vergangenen Jahren eine echte Kostenexplosion – im Vergleich zum deutschen System entstanden fast doppelt so hohe Pro-Kopf-Kosten. Dabei sind von den mehr als 250 Millionen US-Amerikanern 38 Millionen im Krankheitsfall ausgegrenzt von diesem System. In den USA sind die Folgen des entsolidarisierenden, auf Vereinzelung setzenden Systems bei den Präsidentschaftswahlen 1992 sichtbar geworden. Sie trugen dazu bei, daß der Demokrat Bill Clinton den Republikaner George Bush als Präsident ablöste. Der soziale Sprengstoff wirkte. Das amerikanische Konzept der freien Marktwirtschaft für das Gesundheitswesen gilt als gescheitert.

Großbritannien hat das Gegenmodell zum US-amerikanischen Gesundheitswesen. Die Briten haben ihre Gesundheitsversorgung staatlich und zentral organisiert. Dieses Modell kommt billig. Die Engländer gaben für gesundheitliche Dienstleistungen 1991 pro Kopf etwa 60 Prozent des in Deutschland aufgewendeten aus. Staatsorganisation bedeutet in England ein Strukturprinzip: Mit ihm lassen sich Rationierungsziele sehr viel einfacher durchsetzen als beispielsweise in Deutschland.

Das System hat Schattenseiten, es wird gespart: In England erhalten beispielsweise alte Nieren-Patienten keine Dialysebehandlung im sozialen Versorgungssystem. Solche Leistungen müssen privat gezahlt werden. Das ähnelt amerikanischen Verhältnissen und man kann sagen: Auch die Staatsmedizin führt zu Entsolidarisierung und Zwei-Klassen-Medizin. Auch dieses Konzept ist fragwürdig.

In Deutschland erweckt ein Reformansatz wie das Gesundheitsstrukturgesetz 1993 den Eindruck bei der Bevölkerung, ein künftiges Gesundheitswesen müsse in erster Linie finanzielle Probleme lösen. In den folgenden Kapiteln werde ich noch ausführlich zeigen, daß in Wirklichkeit alle Teile des Gesundheitswesens einer Kulturreform bedürfen.

Dazu gehört auch die Frage der Pflege von gebrechlichen und alten Menschen. In letzter Zeit ist sie es, die das System zu sprengen droht, weil die Kosten steigen und steigen. Die vieldiskutierte Pflegeversicherung, für die im Zweifelsfalle wieder hauptsächlich die Arbeitnehmer zahlen, kann nicht die Lösung sein. Es darf nicht um eine neue Versicherung, um Geld gehen. Es geht um den menschlichen Umgang mit Hilfsbedürftigen. Wir dürfen nicht länger trennen zwischen kranken und pflegebedürftigen Menschen – auch dies ist Ausdruck unserer Kulturkrise im Gesundheitswesen. Wir dürfen nicht ausgliedern, Fronten schaffen und eine Gruppe gegen die andere ausspielen. Der Ansatz muß ganzheitlich sein und im Falle der Pflege beispielsweise vorbeugend die Autonomie und Kraft des einzelnen so stärken, daß er dieser Pflege auch im Alter weniger bedarf, mit Handicaps also besser zurechtkommt. Das ist menschlicher – und letztlich sogar billiger. Erstaunlicherweise verzeichnen Dänemark und die Niederlande, die in Europa in den vergangenen Jahren am meisten öffentliches Geld in die pflegerische Versorgung investierten, keine relative Steigerung der Gesundheitskosten. Konkurrierende Pflege- und Krankenversicherungen erweisen sich als ungünstig. Die integrierte Absicherung von Pflege- und Krankheitsrisiken unter dem Dach einer Versicherung ist besser.

Ein Gesundheitswesen der Zukunft fußt auf der Wendezeit in der Medizin, die Schluß macht mit dem überkommenen, biomedizinisch geprägten Menschenbild von der Körpermaschine. Der Mensch und Patient wird als ganze Person aus Körper und Seele mit individueller Geschichte, individueller persönlicher Lage und eingebunden in seine engere und weitere Umwelt wahrgenommen. Der Arzt versteht sich als sein Begleiter auf dem Weg zum selbstverantwortlichen Umgang mit Gesundheit. Gesundheit wird als Prozeß und nicht als erfüllte, von den Medizinern festgelegte Norm begriffen. Psychosoziale Befindlichkeitsstörungen werden ernst genommen. Nur wenn wir unser Gesundheitswesen kulturell und strukturell auf neue Füße stellen, wird es als Immunsystem der Gesellschaft funktionieren können und Gesundheit für den einzelnen wie für die gesamte Bevölkerung fördern.

Noch ist unser Gesundheitswesen geprägt von der fehlgeleiteten Medizin und der Verschwendung von Geld. Wie gesagt: Dreh- und Angelpunkt im Gesundheitswesen sind die Ärzte – gelingt es, ihr Denken und Handeln zu ändern, ist eine grundlegende Reform des Gesundheitswesens möglich. Der Weg des Wandels ist beschwerlich und mühsam, zu viele Interessen, Privilegien und Pfründe stehen auf dem Spiel: Aber fangen wir an mit dem Prozeß des Wandels. Der erste Schritt einer möglichen Therapie ist die ehrliche Diagnose der Krankheitssymptome.

Halbgötter mit heiligem Schein

Ärzte haben verspielt: Ansehen, Auftrag, Anspruch

Ich bin Arzt geworden, um nicht selbst zum Arzt gehen zu müssen.« Diese Aussage eines Kollegen ist schon fast klassisch, aber deswegen nicht weniger wahr. Ärzte haben guten Grund, ihren Kollegen zu mißtrauen. Der zur Schau getragene Anspruch ist hoch: dem Wohle des Patienten dienen. Das materielle Anspruchsdenken ist höher. Ansprüche und Arbeitsalltag prallen aufeinander, die Ärzte werden dazwischen zerrieben. Dem Ansehen in der Bevölkerung hat das bisher nicht geschadet. Aber die Widersprüche in ihrem täglichen Denken und Tun machen die Ärzte selbst zu ihren besten Kunden: Wenige Berufsgruppen sind kränker. Die Krise der Medizin hat sich zu einer Gefahr für die Gesundheit der Mediziner entwickelt.

Die finanzielle Krise im Gesundheitswesen spitzte sich in den vergangenen 30 Jahren zu, und mit ihr auch die Verteilungskämpfe. Alle leiden darunter, konservative wie fortschrittliche Mediziner. Die Konservativen drückt Verarmungsangst. Sie verstecken ihre Honorargelüste hinter durchsichtigem Samaritertum, offizielles Motto: Ich will das Beste für meine Patienten! Tatsächlich denken sie an die Finanzierung der nächsten Ferienwohnung im Süden.

Von ihnen geschürte Existenzängste wirken auch auf die gutwilligen Ärzte, die immer noch hauptsächlich am Wohl der Patienten interessiert sind. Aber sie können nicht, wie sie wollen: Das rigide, überkommene Honorarsystem knebelt sie, gesprächsorientierte, weniger an Apparaten ausgerichtete Medizin ist unerwünscht. Zur Schau getragener Anspruch oder auch innerer Anspruch und die Wirklichkeit kollidieren – das verursacht Streß, der krank macht. Die Ärzte erleben, was Millionen von Arbeitnehmern auch kennen: Der Arbeitsplatz kränkt.

So leiden Ärzte überdurchschnittlich oft an seelischen und psychosomatischen Krankheiten, an Herz- und Kreislauferkrankungen. Gerade Menschen aus helfenden Berufen wie Ärzte und Lehrer nutzen auffallend häufig Angebote der Psychotherapie. Öfter als bei anderen Patienten stellen Ärzte bei ihren Kollegen Suchtkrankheiten fest oder psychiatrische Diagnosen. Legen wir bei Ärzten die Meßlatte an, die sie selbst so gerne verwenden: Ärzte erreichen durchschnittlich nicht die Lebenserwartung des deutschen Mannes (West) von 72,2 Jahren oder der westdeutschen Frau von 78,9 Jahren. Ärzte gehen mit ihrer eigenen Gesundheit fahrlässig um: Zwar halten 67 Prozent den eigenen Gesundheitszustand für gut – aber von den Kollegen, so glauben sie, leben 60 Prozent ungesund, wie eine Umfrage der Zeitschrift Vital ergab. 70 Prozent der Ärzte leiden unter Kreislaufproblemen, einer typischen Zeit-Krankheit.

Es ist also nicht gut bestellt um die Gesundheit unserer Gesundheitswächter. Die Krise im Gesundheitswesen betrifft sie ganz persönlich: Sie müssen die Schwächen des Systems ertragen, das sie selbst steuern. Sie sind Opfer ihrer Arbeitsbedingungen, die sie – im Gegensatz zu den meisten anderen Menschen im Lande – sehr stark selbst bestimmen. Durch ihre Sonderstellung im Gesundheitswesen prägen von den Ärzten gewählte Selbstverwaltungskörperschaften wie Ärztekammern und Kassenärztliche Vereinigungen maßgeblich auch die Arbeitsbedingungen der

Ärzteschaft. So sind Ärzte also Opfer und Täter zugleich. Ein zusätzliches Problem, denn selbstverschuldetes Unglück drückt doppelt.

Die Ärzte zahlen persönlich einen hohen Preis für die Auffassung von Medizin, die die meisten von ihnen noch tief verinnerlicht haben. Ihr Berufsethos ist geprägt von einem veralteten, mechanistischen Menschenbild, das Leben auf die Vorstellung eines perfekten Uhrwerks, auf die Körpermaschine reduziert und so das Verhältnis zum Patienten normiert. Diese Medizin hat in der Praxis zu hochtechnisierter, spezialisierter ärztlicher Arbeit geführt, die ähnlich entfremdet ist wie Arbeit am Fließband in der Industrie, weshalb die Wirtschaft diese Fließbandarbeit daher längst durch Arbeitsteams ersetzt.

Der Arzt leidet an dem Zwangskorsett, in das sich seit Jahrzehnten immer neue Medizinergenerationen zwängen lassen. Das System ist perfekt. Das Denken und Handeln der Halbgötter in Weiß verfestigt sich schon im Studium – wenn es nicht schon »vererbt« war, denn 19 Prozent der Medizinstudenten stammen aus Medizinerfamilien. Um heute Arzt zu werden, braucht man außer dem Berufswunsch ein möglichst gutes Abitur oder ein möglichst gutes Ergebnis im »Test für medizinische Studiengänge«. Hier wird Wissen aus dem Mathematik- und Chemieunterricht abgefragt. Ob ein Bewerber menschlich geeignet ist, sich für die Gesundheit anderer Menschen stark zu machen, ist unwichtig. Kein Handwerksbetrieb würde es sich leisten, Lehrlinge nur nach der Durchschnittsnote im Schulabschluß auszusuchen. 55 Prozent der Medizinstudenten aber gelangen über Note und Test an ihren Studienplatz. Selbst der Bericht einer Fach-Kommission des Deutschen Bundestags für das Gesundheitswesen nennt das wenig »plausibel« und den Zusammenhang zwischen Abitur, Test und Begabung nicht belegt.

Fünf Jahre lernt der Medizinstudent in einem strammen Lehrplan hauptsächlich naturwissenschaftliche Fakten, und zwar auswendig. Die meisten so gelernten Sachverhalte spielen in der normalen Kassenarztpraxis keine Rolle. Die Lehrer der Studenten sind meist hochspezialisiert, der Arzt weiß am Ende des Studiums, wie man Herzen verpflanzt, aber nicht, wie man Herzensleid menschlich begegnet oder einen Schnupfen bewältigt.

Die Praxis kommt in der Ausbildung ohnehin zu kurz. Das sogenannte »praktische Jahr« zum Ende des Studiums und die 18 Monate »Arzt im Praktikum« nach dem Studium sind voll und ganz vom Krankenhaus-Alltag geprägt: Hier trifft der junge Mediziner auf Lungenkrebs statt auf einfachen Husten, hier trifft er auf komplizierte Stoffwechselkrankheiten, statt banale Magenbeschwerden kennenzulernen. Die Krankenhausatmosphäre mit ihren strengen Hierarchien, ihrer hochtechnisierten Arbeitsteilung und hoher Arbeitsbelastung tut ein übriges, den Jungmediziner in das Raster der ärztlichen Berufswelt einzupassen. Gerechterweise sei gesagt, daß viele Nachwuchsmediziner hier wie auch schon im Studium spüren, wie sich unser System der medizinischen Versorgung in die falsche Richtung entwickelt. Ihnen fällt das Arbeiten in diesem System, wie es ist, schwer, und sie leiden unter seinen Bedingungen. Sie verstärken die Gesundheitsbewegung innerhalb der Medizin.

Beim Studieren und während der ersten Zeit im Krankenhaus wachsen sie also hinein in die weißen Kittel der Halbgötter. Weiter- und Fortbildung der Ärzte konzentrieren sich später auf neue technische Möglichkeiten. Die menschliche Seite kommt zu kurz. Das klassische Arztbild wäre nicht komplett ohne einen – trotz aller Unkenrufe – immer noch überdurchschnittlichen bis wohlhabenden Lebensstil. Die Standesfunktionäre und ihre konservativen Gefolgsleute wollen sich vom überkommenen Arztbild nicht trennen. Es gilt, einen Besitzstand zu verteidigen.

Die Ärzte haben außer materiellen Pfründen noch etwas zu verlieren: Ansehen. Wichtiger als für andere Berufsgruppen ist für den Arzt die soziale Wertigkeit, das Prestige, das sein Beruf bei der Bevölkerung genießt. Und das ist trotz aller Kritik hoch. In der deutschen Bevölkerung ist der Beruf des Arztes weitaus angesehener als der des Politikers oder Lehrers, wie Umfragen immer wieder ermitteln. Natürlich hängt das hohe Ansehen des Arztes zusammen mit seiner vermeintlichen Richterrolle über Leben und Tod, die ihn schon durch die Arbeitsaufgabe in die Nähe Gottes rückt. Der Halbgott eben. Die Bevölkerung hält den Ärzten zugute, was maßgeblich auf soziale Veränderungen zurückzuführen ist: Die großen Seuchen und Armutskrankheiten wurden durch bessere soziale Verhältnisse besiegt, nicht durch die Fortschritte in der Medizin. Aber kluger ärztlicher Selbstdarstellung gelang es, sich im Bewußtsein der Patienten dennoch als maßgebliche Macher, als Kämpfer für mehr Gesundheit für alle festzusetzen.

Es ist erstaunlich, daß die Bevölkerung den Ärzten noch nicht auf die Schliche gekommen ist, beziehungsweise ihr durchaus vorhandenes Mißtrauen immer wieder verdrängt. Der Besitzer einer Kfz-Werkstatt mit verbeultem Auto ist für die meisten kaum denkbar. Wenn Oberfeinschmecker und Gastronomiekritiker Wolfram Siebeck als Stammgast einer Pommes-Bude enttarnt würde, wäre seine Glaubwürdigkeit im deutschen Blätterwald dahin. Aber Ärzte? Sie arbeiten nach eigenen Angaben rund 58 Stunden die Woche, 42 Prozent von ihnen schlafen sechs Stunden und weniger, obwohl sie ihren Patienten mindestens acht Stunden empfehlen. Bei den Rund-um-die-Uhr-Helfern sind gestörte zwischenmenschliche Beziehungen und Isolation programmiert. Diese Helfer gibt es in der konservativen wie in der fortschrittlichen Variante, wobei die fortschrittlichen durch jahrelangen Kampf gegen Institutionen und widrige Arbeitsbedingungen die Grenzen ihrer Kräfte erreicht haben. Viele, gerade die etwa 40jährigen, träumen manchmal vom Ausstieg. Naturheilkundler und menschenfreundliche Nischenärzte kämpfen in ihrer Überzeugung den verzweifelten Kampf gegen das Honorierungssystem, das ihre Art von Leistungen eigentlich nicht vorsieht und entsprechend behindert.

Es ist schwer, sich dieser besonderen Rolle des Heilers, die von Patienten dank jahrelanger Übung erwartet und gefördert wird, zu entziehen. Ich selbst erinnere mich gut, daß ich nach meinem Ausscheiden aus dem Krankenhaus als junger Arzt depressiv verstimmt war. Die Dankbarkeit und Zuneigung meiner Patienten fehlten mir. Ärztliche Tätigkeit lebt auch davon, wie solche Beziehungen wahrgenommen werden. Im Kontakt mit kranken Menschen ist der Arzt mit seiner Persönlichkeit beteiligt, er ist Zögling eines Medizinsystems und gleichzeitig selbst eine kränkbare Person. Daher empfinden Ärzte es durchaus, daß sie von zwar ruhigen, aber unterschwellig beunruhigten Patienten in die Pflicht genommen werden könnten, weil sie unsere heutigen großen Seuchen, die Zivilisationskrankheiten und Sozialkrankheiten, nicht in den Griff bekommen. Die Patienten stehen im Spannungsfeld vieler Widersprüche unserer Gesellschaft, für die sich die Körpermediziner aber nicht zuständig fühlen. Instinktiv spüren sie dieses Defizit und leiden auch daran. Auch Ärztinnen und Ärzte sind Teil dieser Gesellschaft und ihren Zwängen ebenso unterworfen wie die Patienten. Ärzte sind eben auch Menschen, und nur ein Arzt, der mit sich selbst gesund umgeht, wird zugewandte Medizin anwenden, leben können. Er muß auf ärztliche Allmachtsansprüche verzichten. Schlimmstenfalls einsehen, daß der Patient das Bild vom Halbgott in Weiß ersetzt durch den Partner in normaler Alltagskleidung. Und viele Ärzte würden Erleichterung verspüren, denn der Druck, dem überhöhten Bild des Patienten gerecht zu werden, darf nicht zu gering angesehen werden, wie die Krankheiten der Mediziner verdeutlichen.

Selbstbewußte und nachdenkliche Kolleginnen und Kollegen aus Ostdeutschland weisen immer wieder darauf hin, wo die Mängel im westdeutschen Gesundheitssystem stecken. Sie empfinden die Konkurrenz um Patienten als Zumutung, sie leiden darunter, sich mit finanziellen Fragen herumschlagen zu müssen, statt die Fragen der Patienten ausführlich zu beantworten. Die Kollegen in den neuen Bundesländern mußten sich von heute auf morgen auf ein verändertes Berufsbild einlassen, ob sie wollten oder nicht. Wir haben es verpaßt, im Osten Deutschlands neue, bessere Wege zu versuchen. Jetzt sollten wir wenigstens die Kritik der Ärzte an ihren neuen Erfahrungen annehmen, die der Kritik der umdenkenden Ärzteschaft im Westen gleicht.

Angenommen, von heute auf morgen würde jeder Arzt die Freiheit haben, wirklich die Medizin zu betreiben, die er möchte. Keine Sachzwänge wie Honorierungssystem, Abrechnungsmöglichkeiten oder ähnliches würde ihn daran hindern. Vielen Schulmedizinern wäre es gar nicht möglich, den Patienten, seine Bedürfnisse und die Auseinandersetzung mit diesen in den Mittelpunkt der Arbeit zu stellen. Sie sind dafür nicht ausgebildet, wären häufig selbst menschlich überfordert. Das bereits im Studium vermittelte technisch-mechanistische Weltbild hat viele Ärzte zu emotionalen Analphabeten verkrüppeln lassen. Ein zeitgemäßes Verhältnis zwischen Arzt und Patient, eine partnerschaftliche Entwicklungsbeziehung ist nur möglich, wenn der Arzt mit sich als Person im Reinen ist, wenn er nicht unter Zwängen und unerfüllten Ansprüchen bei der Arbeit leidet.

Auch bei den Ärzten ist also ein allmählicher Prozeß des Umdenkens erforderlich. Die Selbstverwaltungskörperschaften können ihn stützen und befördern, wenn sie ihre Führungsaufgabe begreifen und Probleme im Gesundheitswesen nicht mehr leugnen würden.

Heilende Rituale

Arzt-Patienten-Verhältnis als Verrücktheit zu zweit

Der Patient erscheint zum Labor-Marathon: Einmal EKG, Fettwerte, Blutdruck oder Rheumafaktoren durchchecken, bitte. Routine-Termine in vielen Arztpraxen und für viele Patienten so unverzichtbar und beruhigend wie die regelmäßige technische Inspektion ihres Autos. Nur: Der Mensch ist keine Maschine. Doch unsere heutige Medizin basiert leider noch immer auf dem Bild von der Körpermaschine. Ärzte – und Patienten – glauben daran, verdrängen so psychische und psychosoziale Nöte, die sich hinter echten oder vermeintlichen Körperdefekten verbergen. Damit der Arzt Heiler bleibt und der Patient möglichst unbelastet von Eigenverantwortung, haben sich die beiden Partner stillschweigend auf Rituale wie den Körper-TÜV oder das schnelle Rezept geeinigt. Alle Beteiligten können die wirklichen Probleme verdrängen, sie müssen nicht offen miteinander sprechen. Eine Beziehungskrankheit offenbart sich.

Bei der üblichen Begegnung von Arzt und Patient gibt der Arzt oder die Ärztin den Ton an. Der Mediziner hat das Fachwissen, von ihm wird Rat erwartet, und am liebsten hat der Kranke gleich eine komplette Lösung. Der Arzt wiederum ist ein Gefangener seines mechanistischen Menschenbildes. An ihm richtet er sein Handeln aus, auch die generellen Arbeitsbedingungen der Ärzte wie das Abrechnungssystem sind voll und ganz auf dieses Menschenbild abgestimmt, das noch aus der Naturwissenschaft von gestern stammt.

Arzt und Patient schließen hier einen heimlichen Pakt, der nicht dazu beiträgt, wirkliche gesunde und kranke Anteile des Menschen zu erkennen und zu betreuen. Die Apparatemedizin bringt dem Arzt verschiedene Vorteile: Sie wird besser honoriert als gesprächsorientierte Medizin. Und: Sie hilft dem Arzt, der möglicherweise menschlich schwierigeren, ja, unter Umständen belastenden direkten Auseinandersetzung mit dem Patienten auszuweichen. Wen ich nur an ein technisches Diagnosegerät anschließe, muß ich nicht mehr fragen: »Was glauben Sie denn, was Ihnen so zu schaffen macht?« Mediziner wollen leider häufig nicht wahrhaben, welche Einflüsse die soziale und die ökologische Umwelt auf Menschen, auf ihre Krankheiten haben; die Biographie einer Person ist ihnen nicht so wichtig wie die Krankheitsgeschichte. Entsprechend pflegen sie die Apparatemedizin, lassen sie die kranken Anteile eines Menschen vorzugsweise technisch bestimmen und begünstigen als konsequente Folge die Medikalisierung psychosozialer Probleme.

Selbst wenn der Arzt über das einfache Ursache-Wirkung-Denken schon hinaus ist, nicht nur kranke Körperzellen sucht, wird er doch jeden Tag in der Praxis mit psychischen, psychosomatischen und psychosozialen Problemen konfrontiert, für die er keine Lösung weiß. Ein erfahrener Berliner Kassenarzt, früher lange Oberarzt im Krankenhaus, klagte mir sein Leid: »Die Leute kommen nicht mit Krankheiten, alles schwimmt, liegt irgendwo dazwischen, diffuse Beschwerden, mir oft unbegreiflich und fast nie in das klassische, mir doch so vertraute klinisch-medizinische Diagnosespektrum einzuordnen.« Die Ärzte leiden an dieser Uneindeutigkeit und dem gleichzeitigen Anspruch, eine Diagnose stellen zu müssen: So gehen sie der Sache nicht wirklich auf den Grund, sondern stellen die Symptome fest und therapieren die. Sie ähneln dabei dem Schiffbrüchigen, der verzweifelt mit der Konservenbüchse das Wasser aus dem Boot schöpft, statt das Loch im Schiffsrumpf zu suchen und zuzustopfen und – falls er es denn gefunden hat – zu fragen: Wie kam es zu dem Defekt am Boot und wie kann ich dies für die Zukunft verhindern? Mit der Frage nach dem Warum und dem Woher würden die Ärzte ihre Patienten verschrecken, denn auch die haben sich in jahrzehntelanger Übung an einfache Rezepte gewöhnt, schließlich hat man dem Laien erfolgreich das Bild von einer Medizin vermittelt, die alles kann. Unsere Medizin hat sich Patienten erzogen, die gläubig sind, Verantwortung abgeben und sich gängeln lassen, ohne aufzubegehren.

Der Arzt will Patienten an sich binden, ihr Vertrauen gewinnen. Das kann er durch die Art seiner Behandlung erreichen, durch seine Persönlichkeit, letztlich durch die Zufriedenheit des Ratsuchenden. Deren Bedürfnisse sind unterschiedlich. In der Regel möchte der Patient die Praxis mit Klarheit über seine Beschwerden verlassen oder zumindest das Gefühl haben, daß die Krankheit verfolgt wird, sei es mit einem weiteren Arzttermin, Laboruntersuchungen oder einer Therapie. Die meisten Patienten legen die Verantwortung für ihre eigene Gesundheit oder Krankheit im Wartezimmer mit dem Mantel ab und warten vertrauensvoll auf das Wort des Arztes.

In mindestens der Hälfte der Fälle beim Kassenarzt gibt es keine echte körperliche Ursache für die geklagten Symptome, handelt es sich um diffuse Beschwerdebilder, die schwer faßbar sind. Der Arzt aber will sich auch dann keine Blöße geben. Für die unterschiedlichen Bedürfnisse der Patienten haben die Ärzte verschiedene Behandlungsrituale im Angebot. Sie können dem Patienten ein bloßes Etikett liefern – so hat die »Krankheit« einen Namen, das beruhigt. Aber auch Pseudo-Krankheiten, paramedizinische Rituale, Labor-Fetischismus und Hightech-Marketing haben ihre

Wirkung. Die spezielle Wirkung von Rezepten und Placebos erläutert das Kapitel über die Tablettengläubigkeit. Eines ist klar: Mit vielen Methoden oder Maßnahmen werden Patienten an der Nase herumgeführt und gegängelt. Oft geht es darum, Computer oder Hightech-Medizin als »Heile-Heile-Segen«-Ritual für den Patienten einzusetzen, um ihm Trost und ein gutes Gefühl zu geben.

Untersuchungen zeigen, daß 60 Prozent der niedergelassenen Ärzte paramedizinische, also schulmedizinisch verpönte und wissenschaftlich nicht begründete, Behandlungsmethoden durchaus anwenden. Dazu gehören auch Dinge wie Injektionsserien, Reizstrombehandlungen und homöopathische Para-Medikation, die mit echter Homöopathie nichts mehr zu tun hat. Der Arzt spritzt beispielsweise täglich ein bis vier Wochen lang Strophantin, ein Herzmittel mit kurzer Wirkung, und der Patient hat das Gefühl intensiver medizinischer Hilfe. Homöopathie wird als Tröstungszeremonie eingesetzt. Auch mystische Medizin wird angewandt, etwa wenn Ärzte zum Pendel oder zu heilenden Kristallen greifen. Diese Angebote pflegen unbewußt die »Droge Arzt«. Häufig erfüllen sie auch durch Medien geweckte Patientenbedürfnisse. Für die Patienten wird der alte Halbgott in Weiß zum Hohepriester der Elektroakupunktur, der Blütentherapie oder der Hypnose.

Ärzte reagieren damit auch auf Bedürfnisse ihrer Patienten. Nach einer nicht-repräsentativen Umfrage unter Allgemeinärzten in Freiburg und Umgebung bezeichnen sich nur knapp 42 Prozent der Ärzte als Schulmediziner, rund 48 Prozent dagegen als Schulmediziner »mit alternativer Tendenz«. Knappe 8 Prozent verstehen sich als »alternative Mediziner«. Bei der Anwendung von nicht-schulmedizinischen Methoden zeigen sich die Ärzte offen: mehr als die Hälfte von ihnen greift zu Neural-Therapie, Pflanzen-Therapie,

Homöopathie und zu anthroposophischen Behandlungsmethoden. Entsprechend kritisieren Dreiviertel der befragten Ärzte, das Medizinstudium sei zu sehr an den Naturwissenschaften ausgerichtet. Das verwundert denn doch. Der »Trend« weg von der Schulmedizin scheint nur aus ärztlicher Erklärungsnot und Hilflosigkeit nachvollziehbar, ähnlich wie beim Hang zur ausgeprägten Labormedizin. Das ist nur scheinbar paradox.

Denn den Leistungen der medizinischen Labore messen Ärzte hohe Bedeutung bei, wenn es darum geht, Krankheiten auch chemisch nachzuweisen. Objektivierbar, meßbar, durch Analysen nachweisbar – so ist ihnen Krankheit am liebsten. Der Patient wird reduziert auf naturwissenschaftlich verwertbaren Analysestoff. Das biochemische Menschenbild in der Medizin bringt viele Ärzte dazu, Laborwerte hoffnungslos überzubewerten. Der Kassenarzt weist den Patienten auf auffällige Ergebnisse hin, etwa den niedrigen Kalziumwert im Blut an der Untergrenze des Normalen oder die etwas erhöhten Leberenzyme. Vielfältig sind auch die Möglichkeiten, Hormone, Spurenelemente und Vitamine zu messen – und gleichzeitig die Möglichkeit, in der Regel unnütze Pharmazeutika zu verschreiben, die bei gesundheitsgerechter, ausgeglichener Ernährung völlig überflüssig sind. Der Arzt ermittelt bei einem Patienten einen leicht erhöhten Blutdruck, der unter Umständen auch auf die lange Wartezeit oder auf die Aufregung beim Arztbesuch zurückgeht – und schon sind etwaige Beschwerden mit Bluthochdruck (Hypertonie) zu erklären. Etwa ein Drittel bis ein Viertel der sogenannten Hochdruck-Patienten in der Kassenarztpraxis haben in Wirklichkeit gar keinen Bluthochdruck. Gerade Patienten mit funktionellen Störungen, die über wechselnde Beschwerdebilder klagen, sind für Ärzte dankbare Objekte für vielfältige medizinische Untersuchungen. Da wird Blutprobe um

Blutprobe analysiert. Wer großzügig untersucht, erhält
– das liegt in der Natur der Technik – eine Fülle falschpositiver Befunde, die wiederum weitere, aufwendigere Untersuchungen nach sich ziehen. Eigentlich
noch normale Laborergebnisse bekommen Krankheitswert und dienen zur Erklärung von Beschwerden.
Der Cholesterinwert kann so für Arzt und Patient zum
Fetisch werden, der Satz »Holen Sie sich einen Termin
fürs Labor« kündigt dem Patienten ein tröstendes Ritual an. Die über Monate akribisch aufgezeichneten
Blutzuckerwerte sind manchen Ärzten wichtiger als
die Frage, ob die ältere Patientin vom angestrengten
Zählen ihrer Broteinheiten für die Diät depressive Zustände bekommt. Das Wissen um körperliche Befunde
lenkt Ärzte davon ab, daß ihnen im Sprechzimmer
Menschen mit Befindlichkeiten gegenübersitzen.

Technische Untersuchungsverfahren beeindrucken
Patienten: Röntgenaufnahmen, szintigraphische, also
nuklearmedizinische Bilder, Computertomogramme
zeichnen sich durch faszinierende Einblicke ins Körperinnere, in Körpervorgänge aus. »Die Praxis von meinem Arzt ist ausgestattet wie eine Klinik.« Diese Feststellung eines Patienten spricht von Anerkennung und
Vertrauen. Er hat das mechanistische Menschenbild der
Ärzte übernommen und fühlt sich da am besten aufgehoben und versorgt, wo er an möglichst viele, vermeintlich unbestechliche und objektive Geräte angeschlossen werden kann.

Was dem Schamanen bei afrikanischen Naturvölkern seine Wurf-Knöchelchen sind, das ist dem
(west)deutschen Mediziner der Computertomograph.
328 standen 1991 in allen westdeutschen Praxen, vor
Jahren hatte man den Bedarf für die alten Bundesländer maximal auf 150 geschätzt. In den neuen Bundesländern übrigens standen 1991 nur 10 ambulante
Computertomographen zur Verfügung. Ein Computertomograph kostet den niedergelassenen Arzt rund

eine Million DM. Da ist es verständlich, daß sich das gute Stück durch möglichst viele Untersuchungswillige amortisieren muß. In Berlin hilft beispielsweise ein modernes Röntgeninstitut Ärzten dabei nach Kräften: Es informierte niedergelassene Ärzte per Rundschreiben, wann eine Computertomographie angezeigt sei. Solche Werbeschreiben enthalten – wen wundert's – die gängigen funktionellen Störungen und Beschwerdebilder vom allgemeinen Schwindel über Kopfweh bis zum Herzstechen. Der Computertomograph darf als Glanzstück der Hightech für die Praxis gelten.

Ärzte haben sich von Technik verführen lassen. Züngelnd hat sie ihnen Erkenntnismacht verheißen. Immer intensivere, aufwendigere Untersuchungen geben Ärzten zwar ein bedeutendes Gefühl – für den Patienten bleiben sie häufig ohne therapeutische Wirkung. Das weiß auch der Arzt, aber er verdrängt es erfolgreich. Heute verschanzt er sich mit seinen Unsicherheiten nicht mehr altväterlich hinter dem mächtigen Eichenschreibtisch, sondern überblendet seine Sprachlosigkeit mit chromblitzenden Apparaten.

Auf der Suche nach einer Diagnose schrecken Ärzte auch vor Pseudo- und Modekrankheiten nicht zurück. Harmlose Körperveränderungen werden mangels besserer Erklärung zur Ursache von Beschwerden des Patienten stilisiert – die Pseudokrankheit ist gefunden, das Diagnose-Ritual erfüllt. Da müssen kleine Randzacken an der Wirbelsäule für Rückenschmerzen herhalten. Da wird ein sonographisch gefundener Gallenstein zum Grund für die Bauchbeschwerden. Ein winziger gefundener Darmpolyp soll Verdauungsprobleme des Patienten auslösen. Eigentlich haben die Organveränderungen keinen Krankheitswert – aber der Patient hat ein Kästchen, in das er seine Beschwerden einordnen kann, stellt keine Fragen mehr und der Arzt ist stolz auf seine Entdeckung.

Untersuchungen zeigen, daß über 60 Prozent der nach Bauchbeschwerden bei Frauen operierten Blinddärme gar nicht entzündet waren. Jedes Jahr werden in Deutschland 75 Millionen Röntgenuntersuchungen gemacht. Selbst Radiologen räumen ein, daß 20 bis 30 Prozent dieser Bestrahlungen überflüssig sind. Bei an der Galle operierten Patienten hat sich gezeigt, daß 40 bis 50 Prozent von ihnen auch nach der Operation weiter Oberbauchbeschwerden haben. Die Medizin weiß sich auch da zu helfen: Sie spricht vom Postcholecystektomie-Syndrom, dabei dürfte es sich in der Regel um dieselbe Beschwerde wie vor der Operation handeln. Ein stadtbekannter Berliner Chirurg erfand für seinen Patienten die Diagnose »Wanderniere« und empfahl, diese anatomisch intakte Niere zu operieren.

Nicht jeder Patient bekommt eine solche maßgeschneiderte, fabulierte Diagnose. Aber vielen ist auch mit Mode-Diagnosen sehr geholfen. Ärzten fehlt es nicht an Phantasie wenn es gilt, Umweltkrankheiten zu definieren und neue Syndrome zu benennen. Da gibt es das Kranke-Haus-Syndrom – eine Umschreibung für Unwohlsein in der häuslichen Umgebung. Die Milben-Allergie erklärt fast alle Beschwerden für einige gläubige Ärzte. Und der Tennis-Arm steht für unerklärliche Armbeschwerden. Es gibt das Reizdarmsyndrom oder die Kolica Mucosa als Umschreibung für Bauchweh und die Fibromyalgie oder die Fibrositis für Muskelschmerzen. Die Diagnosen beschreiben Pseudokrankheiten.

Im Frühjahr 1991 geisterte das »chronische Ermüdungsyndrom« durch die Zeitungen, und schon beim Lesen fühlte man sich davon ergriffen. Die in Deutschland bekannteste künstliche Krankheit ist die Osteoporose, die Knochenentkalkung. Mit ihr läßt sich hoher medizinischer Aufwand treiben, die Knochendichtemessung, die Osteodensitometrie, schluckte zeitweise mehr als ein Prozent des Honorars der Kassenärzte für ambulante Behandlung. Dabei beschrieb die Diagnose Knochenentkalkung in der Regel alterstypische Veränderungen – denen man mit einem Glas Milch täglich hervorragend vorbeugen kann.

Um nicht mißverstanden zu werden: Natürlich gibt es genug wirklich erforderliche Untersuchungen mit Apparaten oder Labordiagnostik, natürlich soll meine Kritik am Körper-TÜV nicht die sinnvollen Vorsorgeuntersuchungen für Gebärmutterhals- oder Prostatakrebs in Frage stellen oder eine Kontrolle des Blutdrucks bei echtem Hochdruck. Aber nur zu häufig beruhigt das Durch-Checken lediglich das schlechte Gewissen des Patienten und des Arztes: Der Doktor sagt, es ist alles in Ordnung – da kann es ja nicht so schlimm sein, daß ich mich zu wenig bewege, daß ich zu wenig schlafe und zu viel Alkohol trinke. Und wenn der Arzt abweichende Werte findet, bietet er gleich eine Therapie dazu, vermittelt das beruhigende Gefühl, es werde etwas gegen die Schmerzen getan.

So sorglos wie viele Ärzte mit Ritualen umgehen, so sorglos sind sie durchaus auch, wenn es um aggresive Behandlungsmethoden geht. Sie vergessen, daß ihr Untersuchungs- und Behandlungsobjekt ein lebender Mensch ist. Die Ärzte haben vielen Krankheiten den Krieg erklärt. Aus ihrer Sicht kämpfen sie mit allen Mitteln gegen Krankheit, statt erstmal alle friedlichen Mittel für die Gesundheit in die Waagschale zu werfen. Der Wunsch, Krankheiten besiegen zu wollen, macht leider häufig blind: Die Ärzte merken nicht, daß das Schlachtfeld, auf dem sie agieren, der Patient ist. Medizinische Maßnahmen werden als erfolgreich dargestellt, obwohl alle wissenschaftlichen Daten dem entgegenstehen. Erfolge werden in medizinischen Publikationen veröffentlicht, kritische Stimmen unterdrückt. Durch Therapie und medizinische Eingriffe ausgelöste Schäden sind kein Thema in der Diskussion der Ärzte untereinander.

Patienten dulden vieles beim Arzt, denn die meisten haben das Menschenbild der Medizin von der Körpermaschine verinnerlicht. Nur der »gesunde« Mensch gilt der Gesellschaft als vollwertiges Mitglied. Darum streben die meisten von uns an, ihrer Umwelt ein Bild von sich als gesund, jugendlich und dynamisch zu vermitteln.

Geprägt und gezeichnet ist diese Einstellung von den Werten unserer Leistungsgesellschaft. Nur wer Leistung bringt, wer zur Steigerung des Bruttosozialprodukts beiträgt, nützt nach dieser Auffassung der Gesellschaft. Die Folge: Wir tun alles, um diesem Bild vom »vollwertigen« Menschen zu entsprechen. Wir arbeiten bis zum Umfallen, und dabei lassen wir uns von den Warnsignalen unseres Körpers nicht bremsen. Wir haben es nicht gelernt, von Ärzten wird es nicht gefördert. Oft treibt uns der Streß am Arbeitsplatz an unsere Grenzen: Die Vorlage für eine wichtige Besprechung muß morgen fertig sein? Wir erarbeiten sie auf Kosten unseres Schlafs nachts – statt endlich mit dem Chef zu klären, daß eine vernünftige Terminplanung für alle Beteiligten ruhigeres Arbeiten bringen würde. Die ständige Klinscherei mit dem Vorgesetzten schlägt uns auf den Magen. Wir merken, er reagiert »sauer«. Doch wir doktern, häufig mit Hilfe der Ärzte, am Symptom herum. Wir glauben dem Versprechen der Pharmaindustrie, das in diesem Fall verheißt: »Rennie räumt den Magen auf«. Wir schlucken den Ärger mit dem Chef, dann die entsprechenden Pillen – statt mit dem Grund allen Übels, dem Chef selbst, aufzuräumen.

Erschreckend fand ich den Satz einer Mitarbeiterin eines bekannten und beliebten Ärztefunktionärs, der sogar als vergleichsweise progressiv gilt. Auf die Frage, ob sie Urlaub habe, wenn sie nächste Woche nicht da sei, sagte die Sekretärin: »Nein, ich falle nächste Woche aus.« Wie eine Maschine sprach sie von sich, von ihrem Körper. Sie kündigte ihren Ausfall an, wie die vorübergehende Abschaltung der Wasser- oder Stromversorgung. Einen Gallenstein hatte man bei ihr entdeckt. Die Mitarbeiterin arbeitete sehr viel und leistungsbewußt, und daß sie ihre Krankheit, die sich ihr Körper nimmt, als »Ausfall« bezeichnet, zeugt von einem übergroßen, verinnerlichten Leistungszwang – zumindest den müßte ihr ein verantwortungvoller ärztlicher Arbeitgeber nehmen können. Aber vielleicht verlangen wir da zu viel von einem Arzt, dessen Menschenbild von der Biomedizin geprägt ist.

Wenn Arzt und Patient sich begegnen, sind beide Geschöpfe ihrer jeweiligen Biographie und Umwelt, haben beide den globalen Raum ihres Lebens einverleibt, besitzt jeder seine eigene Wirklichkeit. Der nephrologische Ordinarius an der Universität Freiburg erzählte während meines Medizinstudiums freimütig von Erfahrungen mit Dialyse-Patienten. Er habe Menschen, die er auf seiner Station im Krankenhaus behandelte, später bei der Heimdialyse als selbständige Handwerker am Kaiserstuhl erlebt und bei diesen Begegnungen erkennen müssen, wie sehr die Umgebung und die soziale Rolle sich auf den Patientenstatus auswirkten. Er hatte also die Patienten in der Klinik ganz anders als in ihrer angestammten Umgebung erlebt. Seitdem wisse er, daß der Arzt in seiner Wahrnehmung keineswegs objektiv sein könne.

Die Medizin von morgen muß Arzt und Patient als Subjekte sehen. Ärzte mit Respekt vor dem Leben, mit Respekt vor der Persönlichkeit ihrer Patienten orientieren daher ihr Denken und Handeln an der Unabhängigkeit und Selbständigkeit des einzelnen Patienten in seiner Mitwelt. Sie wollen ihm helfen, allein und mit anderen gesund zu leben, und ihn nicht als Kranken abhängig machen von ihrer Medizin. Die wichtigste Frage muß also heißen: »Was dient der Autonomie, der Selbständigkeit des Patienten?« Der Arzt muß erkennen, daß er nicht allein verantwortlich ist für das Wohlergehen des Patienten, er muß dem Patienten mehr Freiheit lassen. Das bedeutet für die Patienten, daß sie selbst Verantwortung für ihre Gesundheit oder Krankheit und ihre Heilung übernehmen. Ärzte können Patienten dabei helfen, diese lange nicht gepflegte Kultur wieder zu erlernen. Ärzte reparieren also nicht (nur) die defekten Bestandteile des Mechnismus Mensch: Sie helfen, Gesundheit zu erreichen. Wobei Gesundheit keinesfalls einen vollkommenen Zustand beschreiben soll, sondern einen andauernden Prozeß. In der neuen Arzt-Patienten-Beziehung werden Wünsche, Meinungen und Positionen des Patienten ernstgenommen, ohne daß sich der Arzt zum Erfüllungsgehilfen machte, also etwa jedem Wunsch nach bestimmten Arzneimittelverordnungen nachkäme oder mit barmherzigen Lügen dem Patienten nach dem Mund redete, um ihn zu befrieden und zum erneuten Abliefern des Krankenscheins im nächsten Quartal zu bewegen.

Dem Mangel an Selbstkritik und Einfühlsamkeit der Ärzte hinter ihren wohlklingenden Diagnosen, chromblitzenden Geräten und machtvollen Ritualen entspricht die institutionalisierte Unmündigkeit der Patienten. Die Sprachlosigkeit und Gefühlskälte moderner Medizin kann nur vom Arzt her abgebaut werden. Wir Ärzte müssen den ersten Schritt tun, wenn die Medizinkultur sich verändern soll – aber es schadet nichts, wenn Patienten in der Sprechstunde danach verlangen.

Valium für das Volk

Wie Ärzte Arzneimittelmißbrauch fördern

Ein Volk unter Valium. Bürger, vollgepumpt mit Tranquilizern. Noch sind die Deutschen zwar nicht Weltmeister im Tablettenschlucken, Franzosen greifen noch öfter zum Pillenröhrchen oder zur Tablettenschachtel. Dafür ist uns Deutschen aber ein Spitzenlob der Pharmaindustrie sicher: Für jedes ihrer Mitglieder gaben die Krankenkassen 1991 rund 632 DM für Arzneien aus, die Zahlungen aller Krankenkassen für Arzneien aus Apotheken lagen bei 24,5 Milliarden DM, die Patienten mußten sich zusätzlich mit mehr als einer Milliarde DM selbst beteiligen. Im internationalen Vergleich gehören wir damit in die Spitzengruppe beim Geldausgeben: 1990 ließen sich nur die Luxemburger, Franzosen und Italiener die Arzneimittel pro Kopf mehr kosten (Vergleich mit Kaufkraftparitäten).

Unbestritten sind Arzneimittel notwendig, um Krankheiten zu bewältigen. Nur: in welchem Umfang brauchen wir sie wirklich? Kein Sachkundiger bezweifelt es mehr: Der bundesdeutsche Arzneimittelkonsum folgt irrationalen Mechanismen und hat sich zu einer ernsten Gefahr für die Gesundheit der Bürger entwickelt.

In unserem nördlichen Nachbarland Dänemark kosten Arzneimittel etwa soviel wie in Deutschland, aber die dänischen Pro-Kopf-Ausgaben liegen verglichen mit den deutschen bei einem Drittel. Däninnen und Dänen haben also eine andere Schluck-Kultur, die sie aber keineswegs zu einem Volk von Kranken und Gebrechlichen macht. Däninnen haben beispielsweise eine durchschnittliche Lebenserwartung von 77,8 Jahren, deutsche Frauen werden statistisch ein Jahr älter.

Natürlich will der Arzt helfen. Täglich suchen ihn in der Praxis Patienten auf mit körperlichen, psychischen, psychosomatischen und psycho-sozialen Problemen, für die er keine eindeutige Lösung oder Hilfe liefern kann, weil sein naturwissenschaftlich orientiertes, mechanistisches Menschenbild und sein Krankheitsbegriff hier versagen. Anhand von Zivilisations- und Sozialkrankheiten werde ich darauf noch eingehen. Eindeutige Lösungen erwartet aber der Patient – und der Arzt letztlich auch – von sich selbst. Der Arzt gerät in die Bredouille, weil sein Patient davon überzeugt ist, daß es beim heutigen Stand der Medizin für jedes Problem ein geeignetes Mittel geben muß. Zu groß ist die Versuchung für den Arzt, mit Arzneimitteln zu therapieren, obgleich das unspezifische Krankheitsbild im Grunde keine spezifische medikamentöse Therapie erzwingt. Behandlungsbedürftigkeit wird mit Arzneimittelbedürftigkeit gleichgesetzt. Der Arzt folgt einem Reflex: Problem suchen, benennen und pharmakotherapeutische Lösung anbieten. Die Alternative zum Medikament fehlt den meisten Ärzten, weil dies ein eher ganzheitlich als naturwissenschaftliches reduziertes Menschenbild voraussetzen würde. Also greift der Arzt zum Rezeptblock, vermittelt den Eindruck, das Problem im Griff zu haben, und die passende Lösung holt der Patient dann nur noch in der Apotheke ab.

Das Rezept ist eines der möglichen Rituale, die Ärzten für die Patienten zur Verfügung stehen, andere häufige Heilungsrituale sind Laboruntersuchungen oder das Auffinden von Pseudo- und Modekrankheiten. Arzt und Patient haben unausgesprochene Vereinbarungen miteinander, die ich als »folie à deux«, als Verrücktheit zu zweit, bezeichnet habe, wie in Frankreich die psychiatrische Diagnose dieser Krankheit lauten könnte. Die »Verrücktheit zu zweit« deswegen, weil statt eines offenen Gesprächs Scheinlösungen angeboten werden, die wahre Erkenntnis verhindern – und beide Seiten ahnen dies mehr oder weniger.

Der Arzt wird in seinem Verordnungsverhalten leider bestärkt durch die Vorteile, die es finanziell für seine Praxis bringt: Per Rezept kann er mehr Patienten pro Stunde abfertigen als mit langen Gesprächen. Zwei Rezepte werden darüberhinaus ebenso honoriert wie ein Beratungsgespräch. Die Anzahl der Wiederholungsrezepte ist dem Arzt meist ebensowenig bewußt wie sein gesamtes Verordnungsspektrum. Der Arzt glaubt bei vielen Arzneimitteln, daß sie sicher nicht schaden, möglicherweise aber doch helfen. Wenn die Placebo- oder Pseudoplacebo-Wirkung ausreicht, ist der Patient zufrieden. Seltene Nebenwirkungen, die summiert Arzneimittelskandale bedeuten, können vom einzelnen Arzt objektiv nicht beurteilt werden.

Bei vielen Ärzten vorhandene Berührungs- und Kontaktängste zum Patienten werden durchs Rezept abgeblockt: Die Verordnung ersetzt zwischenmenschliche Kontakte und ist von Arzt und Patient als befriedigender Ersatz akzeptiert. Die Patienten tragen ihren Teil bei zum Verordnungsverhalten: Sie sind dem Arzt für eindeutige Problemlösungen dankbar. Ein Medikament mit der entsprechenden Dosierungsanweisung liefert diese, wenn natürlich auch nur scheinbar. Das Rezept hat mehrere Wirkungen: Es bestätigt den Patienten in seinem Krankheitsempfinden, es beweist praktisch sein Krankheitsgefühl. Es vermittelt eine Hoffnung auf Heilung. Und es macht schmerzliche Einsichten unnötig an der Stelle, wo es tatsächlich das Gespräch mit dem Arzt fast oder ganz ersetzt: Dabei wäre nämlich vielleicht herausgekommen, daß unser Hochdruck-Patient, statt blutdrucksenkende Mittel zu schlucken, besser seine Lebensweise umstellen müßte

– ein schmerzlicher Einschnitt ins eigene Leben, der Selbsterkenntnis und Eigeninitiative erfordern, der auf das Motto »Handeln statt Schlucken« hinauslaufen würde. Psychosoziale und psychosomatische Beschwerden lassen sich in ihrem ursächlichen Zusammenhang verdrängen und scheinbar mit einer einfachen Pille lösen.

Vielfach verschwinden die Symptome, die der Patient gezeigt hat, tatsächlich nach der Einnahme des Medikaments, obwohl dieses eigentlich gar nicht wirken konnte. Ein Placebo-Effekt stellte sich ein. Spektakulär ist der Fall eines Krebspatienten aus den USA, der von seinem Arzt die Behandlung mit einem speziellen Präparat verlangte, das nach dem Stand der Wissenschaft gar nicht helfen konnte. Trotzdem »schmolz der Tumor wie ein Schneeball auf einem heißen Ofen«, so der Arzt. Als der Patient aber erfuhr, daß das erhaltene Medikament als nicht wirksam galt, bekam er Metastasen. Die konnten ihm genommen werden – der Arzt berichtete von einer verbesserten Version des Medikaments und behandelte lediglich mit Wasser. Die Metastasen verschwanden.

Dieses schon fast klassische Beispiel ist gewiß ein Extremfall, aber es ist allgemein anerkannt, daß allein der Glaube des Patienten die Heilung fördert. Eine Studie aus den USA untersuchte, wie sich in den 60er Jahren fünf Behandlungsweisen von Asthma und der Bläschenkrankheit Herpes Simplex auswirkten. Mittlerweile weiß die Medizin, daß die damals angewendeten Methoden unwirksam sind. Aber von den rund 7.000 Patienten gaben 40 Prozent ihren Zustand nach der Behandlung mit »ausgezeichnet« an, 30 weitere Prozent fühlten sich »gut«.

Beim Blick auf die Medikamente, die alten Menschen verordnet werden, fällt auf: Sie sind häufig unnütz. Sie mögen als Placebo dienen, als Zeichen von Zuwendung – nötig sind sie nicht. Der ältere Mensch erkrankt nicht notwendig häufiger und stärker als der junge Mensch. Er leidet unter Altersgebrechen, die man jedoch oft nicht mit Medikamenten behandeln müßte. Die über 65jährigen erhalten mehr als die Hälfte aller Arzneimittelverordnungen, hauptsächlich Herzmittel, Medikamente zur Durchblutungsförderung sowie Beruhigungs- und Schlafmittel. Durchschnittlich nimmt jeder Alte fast drei Mittel dauernd ein – das sind dann die kleinen Pillen, die den Lebensrhythmus bestimmen, die Gesprächsstoff, Anknüpfungspunkte für Gespräche mit Verwandten und Nachbarn bilden. Ein trauriges Bild. Häufig verursachen Schlaf- und Beruhigungsmittel zudem unangenehme Nebenwirkungen wie Schwindel – zumal dann, wenn die Dosierung für den älteren Organismus zu hoch war. Schwindel ist das Leiden, das Menschen über 65 Jahren in den Kassenarztpraxen am häufigsten beklagen. Aber gegen Schwindel weiß der behandelnde Arzt auch Rat: Durchblutungsförderung. Dies erklärt die Menge von durchblutungsfördernden Substanzen, die vor dem Gesundheitsstrukturgesetz alljährlich mit bis zu 1,4 Milliarden DM bei den Arzneimittel-Ausgaben zu Buche schlugen. Ein Teufelskreis beginnt, der den Patienten in seinen Möglichkeiten für ein gesundes, selbstbestimmtes Leben erheblich einschränkt und dem Arzt einen regelmäßigen Gast in der Sprechstunde sichert.

Alte bekommen besonders häufig Medikamente, die abhängig machen können. Wenn nicht körperlich, so doch seelisch. Wie soll eine Rentnerin irgendwann auf das gewohnte Schlafmittel verzichten? Besser wäre ihr mit entspannenden Gesprächen, Trost in schwerer Lage oder auch autogenem Training geholfen. Das macht nicht abhängig und stärkt den Patienten in seiner Unabhängigkeit, er kann über seine Gesundheit selbst bestimmen.

Ärzte verordnen fahrlässig – anders ist es nicht zu erklären, daß in Deutschland 600.000 bis 700.000 Menschen monate- bis jahrelang Schlaf- und Beruhigungsmittel einnehmen. Die ganz legalen Drogen heißen Dalmadorm, Halcion, Noctamid, Rohypnol, Staurodorm neu für den tiefen, langen Schlaf – meist völlig überflüssig, denn fünf Stunden Schlaf reichen dem alten Menschen häufig schon, und es wäre sinnvoller, ihm für das Verbringen der wachen Zeit Anregungen und Lebensfreude zu verschaffen. Sie heißen Adumbran, Diazepam-Ratiopharm, Lexotanil, Oxazepam-Ratiopharm und Praxiten, und sind Mittel zur Beruhigung. Hier wird Not am Leben gedämpft, statt kränkendes Leben zu bessern. Hier wird Valium verordnet, wo Liebe, zuwendungs- und gesprächsorientierte Medizin angebracht wäre.

Natürlich weisen die Pharmahersteller in den Waschzetteln der Medikamente pflichtschuldigst auf die nach vier bis acht Wochen möglicherweise Abhängigkeit erzeugende Wirkung beispielsweise von Psychopharmaka hin – und der Patient verläßt die Praxis trotzdem mit einem Rezept für viele Monate. Es gibt Ärzte, die besonders gern zum Kugelschreiber und Rezeptblock greifen, und Patienten, die auf Tabletten besonderen Wert legen, finden diese Ärzte. Nach einer Innungs-Krankenkassen-Untersuchung verordnen 15 Prozent der Ärzte 50 Prozent der Psychopharmaka.

Insgesamt wurden 1992 über 30 Prozent des Arzneimittelbudgets für Zweifelhaftes und Umstrittenes ausgegeben, also etwa 6 Milliarden DM. In ähnlicher Größenordnung sind verordnete, aber nicht genutzte Medikamente einzuordnen. Ein Vergeudungsvolumen von rund 5 Millarden DM. Kein Wirtschaftsunternehmen würde sich eine solche Mißwirtschaft leisten. Durch das Gesundheitsstrukturgesetz mußten allein 1993 rund 2 Milliarden bei Arzneimitteln eingespart werden – aber bei dem bereits genannten Vergeudungspotential wäre noch mehr möglich. Einsparen ließe sich rund die Hälfte des gesamten Volumens. Wie? Indem wir auf viele Verordnungen von unsinnigen, falsch angewandten oder süchtigmachenden Medikamenten verzichteten. Durch das eingesparte Geld von mehr als 10 Milliarden DM ließen sich mehr als 100.000 durchschnittliche Arztstellen finanzieren. An unserem heutigen Umgang mit Arzneimitteln verdient hauptsächlich die Industrie, und der Arzt hat mit regelmäßigen Rezept-Beziehern garantiert regelmäßige Patienten.

Ein bis zwei Prozent der Deutschen sind bereits von Arzneimitteln abhängig. Bei Medikamentenabhängigen ist meist ein Rezept der Einstieg, das oft zu schnell als einfache Lösung angeboten wird. Der Arzt benennt ein Syndrom, wenn der Patient über nervöse Reizzustände, Herzjagen oder Schlaflosigkeit klagt und verordnet ein Beruhigungsmittel. Für den Patienten steht sein Problem im Vordergrund. Das Symptom kann er so bekämpfen. Die Unrast, die Ruhelosigkeit des Patienten weicht. Aber die Auslöser seiner Probleme, der Streß am Arbeitsplatz, die seit Jahren vorhandene Konfliktlage mit dem Partner, bleiben. Das kann der Beginn einer Tablettenkarriere sein. Krankenhäuser fördern diese ebenfalls. »Brauchen Sie noch etwas zum Schlafen?«, fragt die fürsorgliche Nachtschwester die Schmerzpatientin im Krankenhaus, die dankbar nickt. Nach dem Klinikaufenthalt wird sie ihrem Doktor das hilfreiche Schlafmittel benennen, der wird es notgedrungen auf dem Rezept notieren, später wird sie bei der Arzthelferin nur noch den Krankenschein gegen ein entsprechendes Rezept eintauschen.

Betrachtet man die Menge der Abhängigkeit erzeugenden Medikamente, die in deutschen Arztpraxen alljährlich verschrieben werden, wird einem schwindelig: Längst ist die Tablette zur Gesellschaftsdroge Nummer zwei nach Alkohol geworden. Wie selbstverständlich finden sich im Kulturbeutel des streßgeplagten Geschäftsführers Beruhigungsmittel und Tabletten für den kurzen Powerschlaf, damit er am nächsten Tag wieder hellwach zur Leistung auf dem Weg nach oben strebt. Ohne Arg bekämpfen Frauen in den Wechseljahren ihre Hitzewallungen mit Tranquilizern. Eine Milliarde DM geben wir jedes Jahr allein für ärztlich verordnete Beruhigungsmittel aus, die rezeptfreien kommen noch hinzu. Frauen schlucken viermal häufiger Beruhigungsmittel als Männer.

Eigentlich weiß jeder Arzt, daß der Gebrauch von Beruhigungsmitteln häufig zusammenhängt mit emotionaler Überforderung, mit mangelnden Handlungsspielräumen am Arbeitsplatz. Wer am Arbeitsplatz starker Abhängigkeit ausgesetzt ist und sich sehr anpassen muß, schluckt verstärkt Beruhigungsmittel. Vermutlich gilt gleiches für Schmerzmittel.

Es ist allerdings nicht allein den Ärzten anzulasten, daß sie Medikamentenabhängigkeit bei Patienten billigend in Kauf nehmen. Nährboden dafür ist auch die Tablettengläubigkeit der Patienten. Kinder lernen bereits in der Familie, wie kleine Probleme mit Tabletten bekämpft werden. Da schlucken Grundschüler Kopfschmerztabletten, und keiner fragt, woher der Kopfschmerz dieser kleinen Kinder eigentlich kommt. 36 Prozent aller Eltern zeigen sich bereit, Schulschwierigkeiten ihrer Kinder mit Tabletten zu bekämfen. Psychopharmaka sollen die Konzentrations- und Leistungsfähigkeit der jüngsten Mitglieder unserer Gesellschaft steigern. Erwartungen und Hoffnungen der Eltern lasten als sozialer Erfolgsdruck auf ihnen.

Untersuchungen haben gezeigt, daß nur etwa fünf bis zehn Prozent der Deutschen abstinent, also ohne alle Drogen leben. Davor verschließen wir weitestgehend die Augen, weil Alkohol, Tabletten und Nikotin meist auch uns betreffen. Stattdessen konzentriert sich die öffentliche Verachtung auf Drogenabhängige, hingebungsvoll wird ihre Ballung an Bahnhöfen oder ihr

Auftreten in Wohngebieten inklusive der weggeworfenen Fixerbestecke diskutiert. Die Zahl der Drogentoten im aktuellen Jahr wird gemeldet wie Hochwasserstände. Fast täglich lesen wir in den Tageszeitungen von neuen Heroinopfern, ihre Zahl liegt mittlerweile bei jährlich etwa 2.000. Es ist so einfach, auf die gesellschaftlich mit Strafen sanktionierte Drogenkarriere herunterzusehen, und dabei die Augen zu schließen vor den Drogenkarrieren, die tagtäglich in deutschen Arztpraxen sitzen: Alkohol- und Tablettenabhängige. Daß alljährlich aber etwa 100.000 Menschen an den Folgen von Nikotinkonsum, 40.000 an den Folgen von Alkoholmißbrauch sterben – das ignorieren wir. Der Staat übrigens verdient an den Steuern der legalen Drogen mit, die Krankenkassen kosten sie Milliarden.

Zwar hat die latente Arzneimittelkritik in den vergangenen Jahren gewirkt, und immer mehr Patienten sagen in der Sprechstunde: »Herr Doktor, ich möchte aber nur natürliche Arzneimittel« oder »Haben Sie nicht etwas Pflanzliches?« Natürlich hat er meist, denn auch die findige Pharmaindustrie hat den Bio-Trend nicht verschlafen. Die Ärzteschaft verordnet geduldig die neuen Produkte mit Biosana-Nimbus. Daß man von pflanzlichen Beruhigungsmitteln ebenso abhängig sein kann wie von denen aus dem Reagenzglas – das wird verschwiegen.

Viele Patienten lehnen instinktiv die ihnen vom »normalen« Arzt verordneten Medikamente ab. Sie nehmen die in der Apotheke abgeholten Tabletten nicht, gießen die Tinktur in den Ausguß, häufig, nachem sie den Beipackzettel des Medikaments gelesen haben. Aus zahllosen Analysen geht hervor, daß nur 45 Prozent der Patienten verordnete Medikamente restlos verbrauchen. Beim Wegwerfen oder Weggießen gehen nicht nur Deutsche Mark verloren, sondern auch Vertrauen und Möglichkeiten der Zusammenarbeit zwischen Arzt und Patient. Häufig ist das erschütterte Vertrauen nur der erste Schritt bei der Neuorientierung des Patienten, und die nächsten führen ihn zum Heilpraktiker mit Naturheilverfahren.

Wir alle, Ärzte und Patienten, brauchen eine Medizin, die mit Arzneimitteln vernünftig umgeht. Denken und Verhalten gegenüber Arzneimitteln müssen sich ändern, entsprechende Strategien Produzenten, Verordner und Verbraucher einbeziehen. Besonders die unausgesprochene Übereinkunft zwischen Arzt und Patient, die »folie à deux«, muß offengelegt werden, der Rezept-Deal muß durch ein partnerschaftliches, vertrauensvolles Arzt-Patienten-Verhältnis abgelöst werden. Alternativen zur Pharmakotherapie wie Selbsthilfegruppen oder Verhaltenskurse müssen selbstverständlich und von Kassen wie Ärzten gefördert werden.

Wirksame und empfehlenswerte Arzneien sollten Ärzte einer sogenannten Positivliste entnehmen können. Auch Patienten müßten in die Lage versetzt werden, als selbständige Individuen ihren Arzneimittelkonsum zu kontrollieren. Dafür brauchen wir öffentliche Aufklärung, die Tablettengläubigkeit entgegenwirkt. Die Aufklärung müßte schon in den Kindergärten anfangen und sich lebensbegleitend fortsetzen. Auch dies ist eine ärztliche Aufgabe. Krankenkassen könnten und sollten sich leisten, in entsprechende Information der Bürger zu investieren – durch Kostendämpfung bei den Arzneimittelausgaben würden sie mehr sparen, als sie für Information ausgeben.

Statt rund anderthalb Milliarden für durchblutungsfördernde Chemie zu zahlen, könnten wir mehr als 20.000 Stellen für animationsfreudige Ärzte finanzieren oder 40 Millionen Therapiestunden von fachkundigen Menschen für bedürftige Patienten. Chemische Durchblutungsförderung muß abgelöst werden von sozialer Durchblutungsförderung.

Es ist bezeichnend, daß dem bundesdeutschen Gesundheitswesen chemische Zuwendung mit 24,5 Milliarden DM (1991) allein von den Krankenkassen anscheinend mehr wert ist als ärztliche: Die Arbeit der Kassenärzte und der Ärzte an den Krankenhäusern kostete die Kassen 1991 insgesamt nur 19 Milliarden DM. Die von mir propagierte Kulturreform im Gesundheitswesen will auch erreichen, daß künftig ärztliche Zuwendung und Zeit stärker gefördert wird als Arzneien aus Apotheken. Der Arzt ist wichtiger als die Tablette.

Von Drahtziehern und Pillendrehern

Strategien der Pharma-Industrie

Die Zusammenarbeit von Pharmaindustrie und Ärzten muß wieder auf eine verläßliche, ethisch und moralisch saubere Basis gestellt werden.« So wirbt eine Agentur für ihren Dienst, Ärzten jeweils Zehn-Minuten-Termine mit Pharma-Beratern zu vermitteln – und pro Termin 30 DM zu zahlen, entsprechend dem durchschnittlichen Stundenumsatz einer Arztpraxis. Ethisch und moralisch sauber? Sogar die Bundesärztekammer hat Bedenken: Ein Arzt, der sich für den Besuch eines Pharmavertreters bezahlen lasse, handele im Widerspruch zum ärztlichen Berufsethos. Die Pharmaindustrie sucht immer wieder neue Wege, Ärzte durch materielle Vorteile zum Verschreiben bestimmter Produkte zu bewegen. Untersuchungen belegen, daß die Vertreter der Hersteller-Firmen für viele Ärzte die Hauptinformationsquelle über Arzneimittel sind. Die Ärzte entrüsten sich zwar öffentlich gern über die hartnäckigen Vertreter, schaffen sich aber keine eigenen, unabhängigen Informationsmöglichkeiten.

Der Arzt soll dem Patienten mit möglichst wenig Medikamenten beim Gesundwerden helfen, und das nicht nur aus Kostengründen, denn es gibt kaum ein Medikament ohne mögliche Nebenwirkungen. Die Pharmaindustrie dagegen will möglichst viele Arzneimittel verkaufen – das Gegenteil müßte einen bei Wirtschaftsunternehmen wundern. 1992 setzten die Apotheken in Westdeutschland für 35,3 Milliarden DM

Pharmazeutika um, im Osten für 5,7 Milliarden. 61 Prozent des Umsatzes gingen auf Verordnungen von Ärzten zurück. Ein Drittel der verordneten Arzneien darf als unnütz oder unwirksam gelten, mindestens 20 Prozent werfen die Patienten ungenutzt weg. Mit rund 54.000 Präparaten ist unser Arzneimittelmarkt hoffnungslos überflutet, und auch der bestinformierteste Arzt steht ratlos vor dem riesigen Angebot. Dieses Informationsproblem nutzt die Pharma-Industrie geschickt für ihre Marketing-Interessen: Sie steckt mittlerweile 25 bis 30 Prozent ihres Umsatzes in Marketing, 1991 dürfte es sich um eine Summe von etwa fünf Milliarden DM allein für Westdeutschland gehandelt haben – grob umgerechnet auf die Zahl der hauptsächlich verordnenden Ärzte werden also für jeden rund 50.000 bis 100.000 DM Propagandageld aufgewendet.

Seit kurzem muß die Pharma-Industrie mit Gegenwind kämpfen: 1992 hatten die deutschen Pharma-Unternehmen ihren Umsatz um 5,5 Prozent auf 32,6 Milliarden DM gesteigert (davon 40 Prozent für den Export). Aber1993 wirkten sich bereits die Sparmaßnahmen des Gesundheitsstrukturgesetzes aus, das die Ausgaben für Arzneimittel auf Kassenrezept für den Westen auf 24 Milliarden DM festgeschrieben hatte. Im Vorfeld des Gesundheitsstrukturgesetzes war es der sonst so mächtigen Lobby der Pharma-Industrie in Bonn, namentlich bei der F.D.P., nicht gelungen, die Deckelung zu verhindern – eine Schmach für die bislang neben Auto- und Rüstungsindustrie bestfunktionierendste Lobby der Republik und ein Zeichen für den enormen finanziellen Druck, den die Politiker im Gesundheitswesen spüren.

Im ersten Halbjahr 1993 jedenfalls gaben die Krankenkassen für Arzneimittel gut 20 Prozent weniger aus als im vergleichbaren Vorjahreszeitraum. Der Vorsitzende des Bundesverbandes der Pharmazeutischen Industrie (BPI), Hubertus von Loeper, sah die Lage seiner

Branche bei der Hauptversammlung des BPI in Dresden entsprechend »ernst« und kündigte Strukturwandel und Konzentrationsprozesse an. Im ersten Halbjahr 1993 entließ die Pharma-Industrie bereits 5.000 ihrer 125.000 Mitarbeiter. Ihre Marketing-Strategien werden die Hersteller aber eher noch verfeinern, und noch wehren sich die Ärzte nicht gegen großangelegte Informations- und Manipulationsangriffe.

Die Pharma-Industrie weiß genau, wo sie den Hebel ansetzen muß, denn sie hat sich den gläsernen Arzt geschaffen. Das Frankfurter Institut für medizinische Statistik (IMS) analysiert, was Ärzte verordnen und wie dies beeinflußt werden kann. Man stützt sich dabei auch auf Rezeptblatt-Durchschriften, die bestimmte Ärzte gegen Bücher und Schallplatten gerne liefern. Außerdem meldet eine IMS-Tochter den Umsatz des Pharma-Großhandels exklusiv für einiges Geld an interessierte Unternehmen, die so genau prüfen können, welche Drückerkolonne für ihren Erfolg bei den Ärzten der Region eine Prämie verdient hat.

Die Seelenmassage der Ärzte übernehmen 13.000 bis 16.000 Vertreter, offiziell Berater genannt. Ein Berater kümmert sich also persönlich durchschnittlich um vier bis sechs Ärzte, die verordnungsrelevant sind. Wichtig sind besonders die praktischen Ärzte, Allgemeinmediziner und Internisten, weil sie mehr verordnen als andere Ärzte. Kosten der Berater im Außendienst pro Jahr: etwa zwei Milliarden DM.

Gerne lassen die Berater den Ärzten Arzneimittelproben da, die manche Ärzte beispielsweise Privatpatienten in Rechnung stellen können. Verkaufswert der Muster: etwa zwei Milliarden DM.

Pharma-Vertreter einiger Firmen scheuen vor Unwahrheiten über die Produkte nicht zurück, Ärzte gehen auf Provisionsgeschäfte ein. Wenn Pharma-Referenten Ärzte um sogenannte Erkenntnisberichte über bestimmte verordnete Präparate bitten und dafür 40 bis 50 DM pro schnell ausgefülltem Bericht zahlen, ist das ein solches Provisionsgeschäft. Es geht noch direkter: Ärzte bekommen Provisionen, wenn sie Präparate eines Herstellers verordnen und dies per Rezeptkopie nachweisen oder bei in der Praxis verwandten Mitteln die Verpackungslaschen aufbewahren. Dies sind Einzelfälle, wie sie mir von Pharmavertretern berichtet wurden.

Der Chefarzt eines Krankenhauses schilderte mir, wie ihn ein Pharma-Berater behutsam um ein Gespräch unter vier Augen bat. Der Arzt mußte annehmen, der Vertreter habe vielleicht ein persönliches Problem und schloß die Bürotür. Doch der Gast wollte lediglich die private Kontonummer des Arztes: »Sie verordnen soviel von unserem Präparat ›Hallowach‹, da möchten wir uns gerne erkenntlich zeigen.« Der Arzt war über dieses Ansinnen empört und forderte den Berater auf, sofort zu gehen. Auch wenn sich die Mehrheit der Ärzte so verhält wie dieser Chefarzt, steht fest: Zwischen Pharma-Industrie und Ärzten hat sich ein Amigo-System entwickelt, das flächendeckend wirkt.

Pharma-Vertreter schöpfen auch aus »Zuwendungsbudgets« unterschiedlicher Größenordnung, die zwischen 10.000 bis 20.000 DM liegen. Blumen und kleine Geschenke für Ärzte werden so finanziert. Gesamtsumme bei geschätzten Mittelwerten: über 200 Millionen DM. Oft durch Geselligkeit und wohlschmeckendes Essen geprägte Fortbildungsveranstaltungen der meisten ärztlichen Verbände und ein Großteil der medizinischen Kongresse werden über Pharma-Subventionen gefördert, Ärzte reisen zu Kongressen auf Pharma-Ticket, oft in Begleitung. Ärzte informieren sich über Fachliches aus kostenlosen Zeitschriften, die bis auf wenige Ausnahmen von der Pharmaindustrie finanziert werden. Pharma-Unternehmen beeinflussen durch Geld für die sogenannte Drittmittelforschung die Forschung an Krankenhäusern und Universitäten. Sie kaufen sich Hochschullehrer als Multiplikatoren. Anerkannte Wissenschaftler werden für Vorträge von der Pharma-Industrie hochbezahlt – und manchmal vertreten diese Wissenschaftler in Fach-Publikationen und bei den Vorträgen ganz unerschiedliche Ansichten. In Fachkreisen nennt man einige Mediziner spöttisch »habilitierte Pharma-Vertreter«.

Die Ärzteschaft und die Krankenkassen haben den Aktivitäten der Pharma-Industrie nichts entgegenzusetzen. Die Industrie beeinflußt ungestört ärztliches Denken und Handeln, Abläufe im Gesundheitswesen, die Entwicklung der Medizin und die öffentliche Meinung durch ihre Marketing-Aktivitäten. Dazu die ärztliche Berufsordnung, 24: »Dem Arzt ist es nicht gestattet, für die Verordnung von Arznei-, Heil- und Hilfsmitteln von dem Hersteller oder Händler eine Vergütung oder sonstige wirtschaftliche Vergünstigungen zu fordern oder anzunehmen.« Diese Bestimmung bewirkt in der heutigen Praxis nichts. Berufsordnungsverfahren gegen einzelne Ärzte haben eher Alibifunktion, lenken ab von der nötigen grundsätzlichen Diskussion über den Einfluß der Pharmaindustrie auf das Verordnungsverhalten der Ärzte.

Die Mehrheit der Delegierten des Deutschen Ärztetages meint, daß die Fortbildung der Ärzte ohne die Subventionen der Pharma-Industrie zusammenbrechen würde. Aber nur durch eigene Information über Pharmazeutika und ein entsprechendes Kommunikationsnetz können Ärzte unabhängig von den Informationen der Pharma-Industrie werden. Wir brauchen also eine strenge Gewalten-Teilung. Der Gesetzgeber oder die Verordner von Arzneien sollten ihren Spielraum nutzen und die Arzneimittelpreise um die Kosten des Verführungsmarketings kürzen – Geld, das sich besser anderweitig nutzen ließe. Die Hälfte der so von den Krankenkassen eingesparten Summe könnten Kassen und Ärzteselbstverwaltung in eigene Informationsangebote über sinnvolle Medizin stecken. Mehr als 10.000 bisherige Pharmavertreter ließen sich als umgeschulte unabhängige Praxisberater weiterbeschäftigen.

Die Ärzte sollten sich – ebenso wie die Pharma-Industrie – Daten zum Arzneimittel-Umsatz und zum Verordnungs-Verhalten beschaffen. Die USA und England haben auf den Einfluß der Pharma-Industrie mit sogenannten Positiv-Listen reagiert, die eine überschaubare Menge wirksamer Medikamente verzeichnen. In Deutschland war dies bis vor kurzem verpönt. Als die Berliner Ärztekammer einen entsprechenden Vorstoß mit ihrem Programm »Handeln statt Schlucken« machte, wetterten Standesfunktionäre – ganz im Sinne der Pharma-Industrie – die »Therapie-Freiheit« sei in Gefahr. Dabei ist sie eher jetzt in Gefahr, wo Ärzte dem unübersichtlichen Pharmazeutika-Angebot ausgesetzt sind. Nationale Positivlisten sollten 2.000 bis 4.000 Präparate empfehlen, die über die Kassen abgerechnet werden dürfen, regionale Listen mit 400 bis 600 Präparaten für einzelne Fachdisziplinen ergänzen diese Liste als zusätzliche, freiwillige Orientierungsinformation. Positivlisten stehen den Ärzten unentgeltlich zur Verfügung. Die Medikamente sollten von einem unabhängigen Institut, wie vom Gesetzgeber bereits errichtet, von Kassen und Ärzteselbstverwaltung betrieben und finanziert, bestimmt werden. Grundinformationen sind beim unabhängigen Institut für Arzneimittel Information in Berlin ohnehin schon vorhanden.

Es fällt auf, daß sich die Mehrzahl der Ärztinnen und Ärzte in Deutschland unabhängige Information über vernünftige Arznei-Therapie und kritische Aufklärung für die Öffentlichkeit wünscht. In den berufsständischen Funktionärskreisen ist dieses Problembewußtsein allerdings erst spät angekommen.

Während die Ärzte hin und wieder klagen, ansonsten aber abwarten, rüstet die Pharmaindustrie für die nächste Runde: Sie reagiert bereits auf Strukturveränderungen im Gesundheitswesen, die sich aus ihrer Sicht abzeichnen. So wittert das Wiesbadener Pharma-Marketing-Unternehmen Arthur D. Little International Inc. »Gegenwind im Pharmamarkt« und empfiehlt als Strategie »Marktgestaltung durch ›Political Marketing‹«. Konkreter heißt das: Die Pharma-Industrie soll sich darauf rüsten, statt wie bisher hauptsächlich die verordnenden Ärzte zu beeinflussen, demnächst kräftig mit eigenen Problem-Analysen und Lösungskonzepten auch auf Kassen, Patienten und Politiker einzuwirken. »Proaktive Marktgestaltung« nennt man diese Strategie.

Die Pharma-Marketing-Strategen nehmen bei ihren Überlegungen nicht nur den nationalen deutschen Markt ins Visier. Er ist mit 16,6 Milliarden Dollar Umsatz im Jahr 1991 der drittgrößte hinter den USA (knapp 60 Milliarden Dollar) und Japan (rund 17 Milliarden Dollar). Weltweit werden für 187 Milliarden Dollar Pharmazeutika umgesetzt. Da gilt es genau zu beobachten, in welche Richtung sich das Gesundheitswesen der einzelnen Länder entwickelt. Die Pharma-Industrie denkt in globalen Strategien, die Ärzte nicht durchschauen.

Eine Kulturreform im Gesundheitswesen verändert auch den Arzneimittelkonsum. In der Zukunft werden sich radikal veränderte Verordnungsweisen und ein neuer Umgang mit den Vertretern durchsetzen. Die ärztliche Selbstverwaltung wirkt mit den Versicherten darauf hin, daß alle sparsam mit Arzneien umgehen können. Das gesparte Geld hilft, notwendige und bedarfsgerechte Hilfe für ältere Menschen oder ähnliches zu finanzieren.

Die Gefahren des Amigo-Systems der pharmazeutischen Industrie habe ich vielfach öffentlich angeprangert. Viele Ärzte fühlten sich dadurch unberechtigt verunglimpft und auf die Anklagebank gesetzt, sie verweisen auf die Begehrlichkeiten ihrer Patienten.

Die Schwierigkeiten des einzelnen Arztes beim rationalen Umgang mit tablettengläubigen Bürgern und zwiespältiger Pharmainformation habe ich nie geleugnet. Dennoch bin ich davon überzeugt, daß ein arzneimittelkritisches Bewußtsein der Bevölkerung von der Ärzteschaft angeschoben werden muß.

Die Gebührenziffern-Gala

Wie Ärzte mit Spritze und Rezepten Kasse machen

Jeder Arzt sieht klar, wenn er liest: 1, 65, 252/253, 281, 1055, 1075, 14. Wo der Laie an Lotterielose, an die knifflige Zahlenfolge für einen Intelligenztest oder die Wasserstandsvorhersage denken mag, weiß der Mediziner: Hier wurde ein menschliches Schicksal entschieden. Beratung 1, klinische Untersuchung 65, Injektion 252/253, Infusion 281, vaginale Behandlung 1075, eventuell AU 14 – und mit der Ziffer 1055 und einem Wert von 132 DM: der Abbruch der Schwangerschaft selbst. Hinzu kommt die ambulante Maskennarkose, macht summa summarum für die verschiedenen Gebührenziffern nach einer Beispielrechnung 436,03 DM. Was für die betroffene Frau möglicherweise eine folgenreiche Entscheidung in ihrem Leben ist – auf dem Krankenschein oder ihrer Arztrechnung erscheinen tote Ziffern.

Die Ärzte haben ein besonderes Vorrecht: Das von der Gemeinschaft der Versicherten zur Verfügung gestellte Geld für die ambulante Gesundheitsversorgung dürfen sie nach einem Verfahren ihrer Wahl verteilen. In Westdeutschland teilten 1991 rund 73.000 Kassenärzte etwa 27 Milliarden DM unter sich. Die Ärzte haben sich dafür entschieden, jeweils Einzelleistungen zu vergüten. Jeder Handgriff, jede Untersuchung wird also gesondert aus dem festgelegten, sogenannten gedeckelten Budget bezahlt. Im Laufe der Zeit sind diese ärztlichen Einzelleistungen immer spezieller geworden. Die Gebührenordnung bildet sie in rund 3.400 Positionen ab. Das Vergütungssystem zerstückelt die ärztliche Tätigkeit und treibt viele Ärzte in einen Zwiespalt.

Es ist klar, daß die Einzelleistungsbezahlung bei gedeckelter Gesamtsumme einen teuflischen Kreislauf in Gang setzen muß: Je mehr Leistungen über die festgelegte Summe bezahlt werden müssen, desto weniger entfällt auf die einzelne Leistung. Zwar bleibt ihr »Punktwert« gleich, aber für jeden Punkt gibt es beispielsweise statt zehn nur noch acht Pfennig. Wer versäumt, fleißig aufzuschreiben, während die Kollegen Einzelleistungen scheffeln, verliert also ohne sein Zutun, weil auch für ihn der niedrigere Punktwert gilt und er außerdem deutlich weniger Punkte haben wird als die dem Goldhamstersyndrom folgenden Kollegen.

Einschlägige Tips von Abrechnungsberatern sollen dem einzelnen Arzt helfen, damit er im Gerangel um die Stücke aus dem großen Kuchen mithalten kann. Ein Beispiel: Der Patient einer Allgemeinpraxis fühlt sich in letzter Zeit oft traurig, depressiv und abgeschlagen. So wie er leiden 40 Prozent der Patienten von Allgemeinmedizinischen Praxen unter psychischen Störungen. Was darf der Arzt des Patienten daraus schließen? Daß er besonders viel Einfühlungsvermögen und Zeit fürs Gespräch braucht? Daß es um unser Gemeinwesen nicht allzu gut bestellt sein kann? Nein. Wenn er den Tips des schlitzohrigen Abrechnungsberaters Dr. Dr. Peter Schlüter aus der »Ärzte Zeitung« folgt, gibt es nur eins: Weg mit den »Berührungsängsten« bei 800er-Ziffern, also auf nervenheilkundlichem und psychiatrischem Gebiet. Auf gar keinen Fall darf der Arzt sich entgehen lassen, solche Untersuchungsleistungen abzurechnen.

Die Gebührenordnung zwingt also Kassenärzte dazu, bei vertrauensvollen Gesprächen und Untersuchungen immer im Hinterkopf zu behalten, wie welche

Leistung zu Buche schlägt. Es gibt Ärzte, die mehr Kraft darauf verwenden, Krankenscheine mit Gebührenleistungsziffern auszulasten und Abrechnungen zu polieren, als mit Patienten zugewandt zu sprechen.

Er ist schlau, der Abrechnungsberater der Ärzte Zeitung. Weil er natürlich weiß, daß die Beratung des Patienten (1! 80 Punkte) ebenso wie die Beratung mit symptombezogener Untersuchung (4! und 120 Punkte für den Kandidaten) nur einmal pro Quartal abgerechnet werden darf, rät er am Beispiel Orthostasesyndrom (Schwindel): »Grundlage einer sinnvollen und sparsamen Pharmakotherapie ist die immer wiederkehrende Erörterung mit dem Patienten.« So sinnvoll das Gespräch mit dem Patienten über die von ihm – in der Regel zuviel – geschluckten Medikamente ist – die Botschaft hier lautet: Erörterung: Reichlich abrechnen! Sie kann nämlich im Gegensatz zur Beratung oder anderen Leistungen mehr als einmal pro Quartal geltend gemacht werden. Der Arzt muß nur auf dem Krankenschein vermerken, daß die Erörterung notwendig war, weil sie im Falle einer chronischen Krankheit oder der Erkrankung von zwei oder mehr Organsystemen half, Arzneimittel einzusparen (Ziffer 10 und 180 Punkte gutschreiben).

Tatsächlich hielt 1991 die Erörterung therapeutischer Maßnahmen (Ziffer 10) den Platz Nummer vier auf den Top Ten der kassenärztlichen Leistungen, also auf der Hitliste der umsatzstärksten, bei den Kassen abgerechneten Leistungen. Sie lag nur knapp hinter der Beratung (Ziffer 1). Den ersten Platz hielt die vollständige Untersuchung Organsystem (Ziffer 61) vor der Beratung einschließlich symptomatischer Untersuchung (Ziffer 4). Das Wiederholungsrezept übrigens lag mit Platz 7 noch knapp vor der Behandlung psychischer Krankheiten (Platz 9) – aber das könnte sich möglicherweise bald ändern, folgen Ärzte den cleveren Ratschlägen der Praxisberater.

Bequem abrechnen kann man auch, was man, wie Schlüter weiß, geradezu auf dem »silbernen Tablett« präsentiert bekommt: »wenn Angehörige oder Freunde über Wesensänderungen, Alkoholexzesse oder anderes berichten«. Sagt die Frau des Patienten mit den psychischen 800er-Ziffern-Problemen also zum Doktor: »Mein Mann trinkt in letzter Zeit so viel«, ist das eine »Fremdanamnese über einen psychisch Kranken«, Ziffer 830, 200 Punkte. Wie würden solche Abrechnungen auf den Patienten wirken – wenn er denn davon erführe?

Sehr wirkungsvoll ist auch der Hinweis des Praxisberaters, was zu tun ist, wenn ein Patient nicht zu Hause angetroffen wird. »Findet man den Patienten außerhalb geschlossener Gebäude, gilt es, die Ziffer 31 nicht zu vergessen.« 80 Punkte als Zuschlag für den ohnehin geplanten Besuch (Ziffer 25, 275 Punkte).

In der Öffentlichkeit ist das Bild der Ärzte – leider zu Recht – geschädigt. So müssen sie es sich gefallen lassen, daß Medien immer wieder aufgreifen: Dem Doktor bringt eine schnelle Spritze mit acht DM ebensoviel wie ein Beratungsgespräch. Warum auch messen die Kassenärztlichen Vereinigungen technischen Leistungen mit Geräten mehr Gewicht bei als menschlicher Problembewältigung? Die Kassenärztlichen Vereinigungen sind es, die in den Verhandlungen mit den Krankenkassen festlegen, welche Leistung wie honoriert wird. Wer um das mechanistische Menschenbild der alten Standesfunktionäre weiß, versteht, daß ihnen Technik mehr wert sein muß als Zuwendung. Die heutige Abrechnungsmethode über einzelne Gebührenordnungsnummern mit festgelegten Punktwerten liefert den Ärzten falsche finanzielle Anreize: Sie stellt das Ermitteln von Krankheiten mit vielfältigen Untersuchungsmethoden in den Mittelpunkt sowie die Behandlung mit einzeln vergüteten apparativen und ärztlichen Leistungen. Notfalls finden sich immer Diagnosen ohne Krankheitswert oder Pseudokrankheiten.

Süffisant weist Schlüter darauf hin, daß die Hypotonie, der zu niedrige Blutdruck, in den USA kaum bekannt sei und dort als »german disease« bezeichnet wird. Bei uns ist niedriger Blutdruck weit verbreitet – er wird als Krankheit von den Ärzten abgerechnet. In Amerika dagegen ist diese »deutsche Krankheit« ein Grund für besonders niedrige Prämien bei der Lebensversicherung, also ein Hinweis für außergewöhnliche Gesundheit. Auch die Engländer können mit der »german disease« wenig anfangen: Sie wundern sich vielmehr darüber, daß die Deutschen für diese »Krankheit« mehr als 80 Medikamente zur Verfügung haben und sie bekämpfen.

Auch der Abrechnungsspezialist räumt ein, daß das Sympton kaum Krankheitswert besitzt. Dennoch werden sehr viele Arbeitnehmer aufgrund von zu niedrigem Blutdruck krankgeschrieben – Lohnfortzahlung und Krankengeld sind auch volkswirtschaftlich zu betrachten. Hinzu kommt, daß niedriger Blutdruck häufig nur als Diagnose herhalten muß, weil die diffusen Beschwerden des Patienten nicht sinnvoll erklärt werden können. Auch wenn die Krankheit keinen Krankheitswert hat – sie wird wenigstens anerkannt, und da sollte man dann doch ausschöpfen, was möglich ist. Patienten mit diesem Krankheitsbild gehören »zu der Gruppe, die einer Führung und wiederholten Erörterung bedarf«. Wir erinnern uns: Erörterung: mehrfach pro Quartal abrechenbar. Gerade in den Sommermonaten komme der niedere Blutdruck häufiger vor, und dann heißt es aufpassen, denn: »Die Suche nach den Ursachen, die umsichtige Diagnose und die sich daraus ergebenden therapeutischen Maßnahmen bieten wieder ein weites Feld der Patientenbetreuung, Patientenbindung und der damit verbundenen Optimierung des Praxisumsatzes.«

Mit den deutschen Abrechungsmethoden bleibt der vereinzelte, redlich bemühte und einfühlsame Arzt auf der Strecke. Manche medizinische Diagnose rechtfertigt heute stärker die Abrechnung, als daß sie das tatsächliche Problem beschriebe. Es kommt weniger darauf an, den Patienten optimal zu versorgen, als diese Versorgung optimal abzurechnen. Dafür stehen den Ärzten längst Computerprogramme zur Verfügung, und Praxis-Berater der Software-Industrie erklären den Ärzten, wie man sie am besten nutzt.

Generelle Nachhilfe in Betriebswirtschaft können Ärzte immer wieder der »Ärzte Zeitung« entnehmen, etwa wenn Unternehmensberater Dr. Bernd Alles erläutert, wie man auch aus »defizitären« Leistungen Profit schlägt. Drei Größen bestimmen den wirtschaftlichen Erfolg einer Praxis: Die Zahl der Fälle, ihr Wert und die Praxiskosten. Jetzt gilt es also, so viele Fälle wie es die Richtlinien gerade zulassen zu erreichen und diese Fälle bis an die Grenze auszuschöpfen, soweit es die Wirtschaftlichkeitsüberprüfung eben erlaubt. Muß der Arzt dabei für einen Patienten eine Leistung bringen, die ihn mehr kostet als die Kasse bezahlt, sollte er wenigstens versuchen, den Fallwert mit weiteren Leistungen auszuschöpfen, die sich lohnen und das Defizit in ein Plus verwandeln. Das dürfte ihm so schwer nicht fallen, denn der Kassenarzt hat eine Tatsache auf seiner Seite, die der Berater den Ärzten ins Gedächtnis ruft: »Der Kassenarzt kann Leistungen, weil sie für den Patienten scheinbar kostenlos sind (natürlich ein Trugschluß, weil die Versichertengemeinschaft dafür aufkommen muß), erheblich leichter ›verkaufen‹, als dies unter der direkten Güterabwägung (›Ist mir meine Krankheit soundsoviel wert?‹) im Falle der Eigenleistung eines Kranken möglich wäre.«

Im täglichen Konflikt zwischen Ethik und Profit wird der einzelne Arzt demoralisiert, das Honorierungssystem vergewaltigt alltäglich sein Gewissen.

Kassenärzte sind sich mittlerweile auch untereinander nicht grün, weil sie um ihre Pfründe fürchten. Gerade engagierte Allgemeinmediziner empfinden sich als Opfer des Honorierungssystems, das einfühlsame, zeitintensive Arbeit bestraft und den gewissenlosen Reibach begünstigt. Dabei war die Gebührenordnung vor einigen Jahren reformiert worden, um Anreize für bessere ärztliche Leistungen zu schaffen. Dies schlug fehl. Noch immer gibt es ungerechtfertigte Unterschiede im Einkommen der einzelnen Fachgruppen.

So lag der Praxisgewinn vor Steuern eines Radiologen 1991 bei 363.000 DM, wie das Wissenschaftliche Institut der Allgemeinen Ortskrankenkassen ermittelte. Orthopäden hatten durchschnittlich 280.000 DM zu versteuern, Hals-Nasen-Ohren-Ärzte 277.000 DM, Augenärzte 260.000 DM, bei Hautärzten waren es durchschnittlich 238.000 DM vor Steuern. Am Ende der Einkommensskala lagen auch 1991 die Allgemein- und Praktischen Ärzte mit 162.000 DM – sie machen in Westdeutschland mehr als 40 Prozent der Ärzte aus. Kinderärzte verdienten 1991 durchschnittlich 182.000 DM, vor Steuern, Nervenärzte und Psychiater mußten durchschnittlich 193.000 DM versteuern. Die besonderen Einkommensmöglichkeiten von Chefärzten sind ein Thema für sich, das ich weiter unten betrachten will.

Selbstverständlich werden die Kollegen zu Recht darauf hinweisen, daß 200.000 DM Einkommen eines Freiberuflers vor Steuern zu vergleichen ist mit etwa 140.000 DM brutto eines Angestellten, denn der Freiberufler trägt Krankenversicherung, Rentenversicherung und ähnliches selbst. Dennoch sei noch auf durchschnittliche Einkommen von Patienten im Jahr 1991 hingewiesen: Ein Industriearbeiter verdiente durchschnittlich 52.000 DM, ein Angestellter 78.000 vor Steuern.

Wie absurd das Honorierungssystem ist, wird nicht nur an den großen Einkommensunterschieden der verschiedenen Arztgruppen deutlich, sondern auch an den regionalen Unterschieden bei der Leistungsabrechnung: Nach den Abrechnungen müßten die Krankenstände regional so weit voneinander abweichen, wie es biomedizinisch nicht erklärbar wäre. Nehmen wir beispielsweise Bremen: Laut Abrechnungen dürfte es um die Harnwege der Hanseaten viel schlechter bestellt sein als etwa um die der Hessen. Man kann es sich sparen, dies kompliziert aufs Seeklima zu schieben. Nein, die kleine Schar der Bremer Urologen hat einfach viel kürzere Wege zu überwinden als die Kollegen in einem Flächenstaat, wenn es darum geht, sich über Abrechnungen ein bißchen zu verständigen.

In Berlin wiederum finden wir eine andere Spezialität aus dem Bereich Abrechnungstechnik: Hier werden für Versicherte der Allgemeinen Ortskrankenkasse (AOK) bundesweit die meisten Punkte abgerechnet. Nach dem bekannten System drückt das den durchschnittlichen Wert der Punkte, so daß bei der Abrechnung pro Fall etwa soviel Geld herauskommt wie in Baden-Württemberg. Die Berliner Kassenärztliche Vereinigung wertet die hohen Berliner Punktzahlen jedoch keinesfalls als Versuch, möglichst viele Leistungen abzurechnen. Sie hält die Berliner Versicherten einfach für besonders krank und die Berliner Medizin für besonders gut.

Fingierte Leistungen, Leistungssplitting, Luftabrechnungen, medizinisch nicht angezeigte Leistung, Absprachen zur allmählichen Anhebung des Fachgruppendurchschnitts und vieles andere sind Auswüchse dieses Honorierungssystems, das an seinen ökonomischen Grenzen mafios auszuufern scheint. Das System treibt außerdem die ärztlichen Fachgruppen in schädliche Konkurrenz. Auch Ärzte eines Fachgebiets konkurrieren untereinander um die Patienten. Sie werden zu immer umfangreicherer Abrechnung verführt sowie zu überflüssigen Leistungen.

Durch Honorarpunkte gelenkt, fällt es dem Arzt immer schwerer, mit anderen Gesundheitsberufen oder Versorgungsbereichen zusammenzuarbeiten. Er versucht, die Patienten langfristig für sich zu sichern. So mag er psychosoziale Befindlichkeitsstörungen ungern an den Psychologen abgeben – er definiert sie in medikamentös behandelbare Erscheinungen um. Riete er dem Patienten beispielsweise zu einer Selbsthilfegruppe, hätte er den Krankenscheinlieferanten möglicherweise verloren. Inzwischen lehren Praxisberater den Kassenarzt sogar, Eiswürfel grün einzufärben – damit Patienten den beschwerlichen Gang in die Arztpraxis mit verstauchtem Fuß nicht zugunsten kostenloser Selbstbehandlung zu Hause verweigern. Deutlich wird: Letztlich behindert das Honorierungssystem die vielgepriesene Freiheit der ärztlichen Berufsausübung.

Vielen Ärzten gehen die Auswüchse der Gebührenziffern-Gala gegen den Strich, sie wollen nicht dem Goldhamstersyndrom erliegen, sich mit dem Einsammeln von möglichst vielen und hochdotierten Punkten beschäftigen. Doch am Systemfehler haben die Ärzte selber schuld, denn die Kassenärztlichen Vereinigungen bestimmen, nach welchem Maßstab das Geld von den Kassen verteilt wird. Die ambulante Gesundheitsversorgung braucht dringend ein neues Honorierungssystem, das sich die Ärzte selbst schaffen könnten.

So wären statt der einzelnen Positionen Fallpauschalen denkbar, die eine ganzheitliche Untersuchung, Behandlung und Therapie fördern würden, gleiches gilt für die mögliche Abrechnung von aufgewendeter Zeit. Die »Stunde Arzt« kostet dann inklusive Praxispersonal und Ausstattung etwa 200 DM, zehn Minuten also 33,33 DM. Zeithonorare können auch von Patienten beurteilt werden – wogegen eine Beurteilung der heute ohnehin als Herrschaftswissen geheimgehaltenen Gebührenziffern die meisten verwirren würde. Investive

Kosten, etwa für Röntgengeräte, und die ärztliche Arbeitsleistung könnten getrennt abgerechnet werden. Der Arzt sollte zwischen zeit- und fallorientierten Pauschalen wählen können. So könnte die ambulante Versorgung neue Wege beschreiten, die durch das alte Honorierungssystem eher blockiert werden. Sinnvoll wäre eine intelligente Mischung von Zeit- und Fallhonorar. Besonders qualifizierte und erfahrene Ärzte erhielten mehr Honorar. Prozentuale Zuschläge würden sinnvolle und praktizierte Zusammenarbeit in Teams begünstigen. In Kanada und Norwegen ist man bereits so klug, dies zu fördern.

Festangestellte Ärzte sind eine Alternative, die ebenfalls möglich ist. Bei Standesfunktionären löst allein die Vorstellung von nicht-freiberuflichen Ärzten allergische Reaktionen aus. Sie fürchten um die Freiheit des Berufes, um die vielbeschworene Therapiefreiheit, wenn öffentlich über die Steuerung oder Qualifizierung der ärztlichen Leistungen gesprochen wird. Dabei ist die ärztliche Freiheit tatsächlich bedroht durch die »Freiheit« des Arztes, möglichst viele Punkte bei möglichst hohem Punktwert zu hamstern. Festanstellung von Ärzten dagegen könnte Freiheit fördern: Sie dient der Kooperation der Kollegen und macht auch eine flexiblere Arbeitszeitgestaltung möglich.

Ohnehin müssen kooperative Versorgungsstrukturen auch finanziell gefördert werden. Die Krankenversicherer der Schweiz – nun wirklich nicht sozialistischer Gedanken verdächtig – haben Ärzteteams mit Jahrebudgets ausgestattet, weil sie meinen: Ein Festgehalt steigert die Freiheit des Arztes, kranke Versicherte richtig und sinnvoll zu versorgen. So setzt ein Honorarsystem Anreize für ethisches und nicht für monetisches Handeln.

In Deutschland dagegen sind die äußeren Bedingungen heute denkbar ungünstig: Ärzte leiden unter dem täglichen Kampf um die Honorarpunkte in der Praxis.

Sie fühlen sich mit vielen Aufgaben allein gelassen und überfordert, in der Öffentlichkeit als Absahner an den Pranger gestellt, von ihrem Selbstverwaltungsgremium Kassenärztliche Vereinigung schlecht vertreten, von Krankenkassen übervorteilt und von der Politik im Stich gelassen. Das kann sich nicht positiv auf die Arzt-Patienten-Beziehung auswirken.

Für ganz besonders intensive Begegnungen von Arzt und Patient macht sich dagegen der ehemalige Allgemeinmediziner und heutige Unternehmensberater Dr. Jürgen Belz stark.

Gerne erinnert er sich an einen samstäglichen Einkauf im fränkischen Gräfendorf: Ein tollwütiger Fuchs war in der Gemeinde aufgetaucht, und die Patienten fragten ihren Doktor aufgeregt nach Impfungen. 20 gute Gelegenheiten, die Ziffer 3 abzurechnen, Beratung am Samstag. Die »Freizeitnummer«, den Kontakt zu Patienten in Schwimmbad und Gasthaus, praktizierte Belz fortan erfolgreich, wo immer er sich mit seinem Diktiergerät aufhielt – die abgeschlossene Beratung sprach er sofort auf Band, um das Abrechnen nicht zu vergessen. Seine Ratschläge für »Mehr Honorar – weniger Streß« hat er für die Kollegen in einem Buch zusammengefaßt. Kosten: immerhin 229 DM – aber die lassen sich steuerlich absetzen.

Ob seine Tips auf dem Rücken der Patienten ausgetragen werden, ist Belz egal. So propagiert auch er das sogenannte »Leistungs-Splitting«: Was der Arzt bei einem Besuch erledigen könnte, verteilt er auf mehrere Konsultationen, weil es sich so besser abrechnen läßt. Der Patient müsse es ja nicht merken. Auch, daß nicht Fürsorge den Arzt zum Telefon greifen und dem Patienten ein Untersuchungsergebnis mitteilen läßt, sollte der Krankenscheinlieferant besser nicht mitbekommen. 20 bis 30 solcher Gespräche pro Stunde hält Belz für durchaus realistisch und spricht von der »Sternstunde« Telefonsprechstunde.

Den Einwand der »Ärzte Zeitung«, »Es bringt doch nichts, wenn bei gedeckeltem Honorar alle diese Tips anwenden«, wischt Belz vom Tisch: »Eines kann ich Ihnen versichern – das machen nie alle!«

Pillenschule der Nation

Von der fehlgeleiteten stationären Versorgung im Krankenhaus

Werner Alten, 72, kränkelt. Vor vier Wochen ist seine Frau gestorben. Der Rentner hat einen einfühlsamen, engagierten und kreativen Hausarzt, der regelmäßig zum Hausbesuch kommt. Er trifft Herrn Alten in seiner Altbauwohnung etwas verwahrlost und leicht betrunken an. Was kann ein sensibler Hausarzt in dieser Situation mitten in der anonymen Großstadt Berlin tun? Er nimmt einen Überweisungsschein und sucht einen Grund, um die Einweisung ins Krankenhaus zu rechtfertigen: Verdacht auf Neoplasma (Krebs) oder dekompensierte Herzinsuffizienz, ein schwaches Herz, zum Beispiel. Krankenhäuser sind heute häufig das letzte Glied in der helfenden Kette: Sie sollen Probleme der Pflege oder Betreuung lösen, die in der ambulanten Versorgung offen bleiben.

Im Krankenhaus kümmert sich ein Aufnahmearzt um Werner Alten und erkennt schnell, wo das Problem liegt. Was tut ein couragierter Aufnahmearzt in dieser Situation? Eine soziale Lösung kann auch er nicht verordnen, darum bedient er die Apparate seines Hauses. So kann er medizinisch begründen, warum der Patient stationär behandelt werden muß.

Die medizinische Diagnose des versteckten psychosozialen Problems läßt die Krankenkasse 14 Tage später nachfragen: Ist die Krankenhauspflege wirklich nötig? Ein pfiffiger Stationsarzt schiebt jetzt weitere Diagnosen nach. Aber früh morgens beim Bettenmachen klagt Herr Alten einer Krankenschwester: »Ach

Schwester, ich weiß gar nicht, wie es mit mir weitergehen soll. Was soll ich denn tun? Ich komme doch zu Hause allein gar nicht mehr zurecht. Die ganze Nacht konnte ich nicht schlafen deswegen.« Die Schwester wird vielleicht antworten: »Wir haben jetzt keine Zeit, Herr Alten, und Sie müssen bald zum Röntgen. Wenn Sie nachts nicht schlafen können, sagen Sie doch der Nachtschwester Bescheid, die bringt Ihnen dann eine Tablette.«

Das Beispiel beschreibt den Irrsinn der fehlenden Vernetzung von ambulanter und stationärer Versorgung und von psychosozialer Betreung oder Pflege. Es zeigt aber auch, wie viele einzelne Professionelle durchaus originell versuchen, innerhalb der vorhandenen Strukturen zu helfen. Das System produziert Blindleistungen, weil einfache und sinnvolle Problemlösungen fehlen. Dies ist mit ein Grund dafür, warum die Kassen für Krankenhausbehandlung heute so viel zahlen müssen.

Ein Unternehmen in der freien Wirtschaft würde in dieser Situation kostentreibende Verhaltensweisen abstellen und bessere Angebote entwickeln. Im Gesundheitswesen dagegen beschränkt man sich darauf, sogenannte Fehlbelegungsquoten bei der Bettenauslastung zu ermitteln und die insgesamt gestiegenen Kosten für Krankenhausbehandlungen zu beklagen.

Wir verfügten 1990 über 2.447 Krankenhäuser, davon 2.029 im Westen und 418 im Osten des Landes. In den Krankenhäusern aller Bundesländer arbeiteten 1992 mehr als eine Million Menschen. Davon waren rund 98.000 Ärzte sowie mehr als 1.000 Zahnärzte und rund 390.000 ausgebildete Krankenpflegepersonen. Hinzu kamen mehr als 70.000 Auszubildende, etwa gleichviel Verwaltungs- und 100.000 Haus- und Küchenkräfte. Rund 50.000 medizinisch-technische Assistententinnen arbeiteten mit, über 11.000 Ärzte im Praktikum, 8.900 Hebammen , 6.900 Apothekenpersonal, 4.600 Beschäftigungstherapeuten, 3.000 Psychologen, 3.100 Diätassistenten.

Die Kassen geben jährlich 64 Milliarden DM für die Krankenhausversorgung aus. Tatsächlich mußten die Krankenkassen in den vergangenen Jahrzehnten immer mehr Geld des Gesamtbudgets in stationäre Versorgung stecken: 1960 gingen noch 17,5 Prozent der Leistungsausgaben in den Krankenhausbereich, 1991 hatte sich ihr Anteil fast verdoppelt: auf 32,3 Prozent. Die AOK, die besonders viele Rentner versichert, zahlte 1991 im Westteil Berlins 47 Prozent ihres Budgets fürs Krankenhaus, im Ostteil der Stadt lag die Quote bei 42 Prozent.

Dabei arbeitet das deutsche Krankenhaus im internationalen Vergleich etwa so teuer wie die Krankenhäuser Finnlands. Ein Vergleich der Pro-Kopf-Ausgaben fürs Krankenhaus von 1989 gibt für Westdeutschland 515 Dollar an (kaufkraftparitätisch umgerechnet), für Frankreich 628, für Norwegen gar 815, für Kanada 818 und für die USA 1090 Dollar. Allerdings sind solche Vergleiche immer mit Vorsicht zu genießen, weil sie beispielsweise nichts aussagen über das pro Bett zur Verfügung stehende Personal, die Verweildauer und ähnliche Qualitätsmaßstäbe. Die Verweildauer etwa lag in den USA bei 9,2 Tagen, in der Bundesrepublik bei 16,2. Während sich in den USA durchschnittlich 3,2 Pflegekräfte um den Kranken kümmerten, waren es in Westdeutschland 1,31. In den USA standen für 1.000 Einwohner 4,8 Betten bereit, in Westdeutschland waren es 10,8.

Für knapp 80 Millionen Menschen standen 1990 bundesweit fast 700.000 Krankenhausbetten zur Verfügung, im Westen pro 10.000 Einwohner durchschnittlich 84 Betten, im Osten 98, der gesamtdeutsche Schnitt lag bei 87. Von 1.000 Einwohnern mußten sich 1990 immerhin 174 im Krankenhaus behandeln lassen. Sie blieben durchschnittlich 15 Tage, im Osten länger, im Westen kürzer. So kamen insgesamt 209 Millionen Pflegetage zusammen.

Die Krankenhäuser schafften es, ihre Betten zu 83,8 Prozent auszulasten (West: 86,6 Prozent, Ost: 74,3 Prozent). Und da wird es interessant, denn je höher die Bettenauslastung, desto mehr Geld erhält das Krankenhaus von der Krankenkasse. Die Zahl der Pflegetage zählt, jedes belegte Bett bringt eine Pflegesatzpauschale. Ein Pflegetag oder ein belegtes Bett kostete 1990 durchschnittlich 380 DM. 1992 war der Satz auf 409 DM bei den öffentlichen Krankenhäusern gestiegen, die freigemeinnützigen lagen bei 343 DM, die privaten bei 269 DM. Die Zahlen sagen wenig über die Qualität der Versorgung. Sie verraten aber, daß private Häuser besser sparen.

Kritisiert werden an unseren Krankenhäusern hauptsächlich die Kosten. Dafür interessieren sich naturgemäß die Krankenkassen, die zahlen müssen sowie die Krankenhausverwaltung und alle Beschäftigten, die mit ihrem Krankenhaus weiter arbeiten wollen wie bisher und daher die Kosten einspielen müssen. Das Zauberwort bei der Kostenfrage heißt belegtes Bett. Es geht um die Zahl der Betten in den Krankenhäusern und um ihre Auslastung. Kein Wunder, wenn bei diesem System ein Rettungshubschrauber zwei Stunden in der Luft verzweifelt nach einem leeren Notfallbett sucht. Wenn nur belegte Betten zählen, sind sie nach Möglichkeit besetzt. Das Krankenhausmanagement hat sich auf Strategien für die Bettenbelegung und Pflegesatzgewinnungstechnik spezialisiert, denn durch das herrschende Finanzierungssystem lohnt nur diese Taktik.

Die Lücken der ambulanten Versorgung wirken maßgeblich auf die Zahl der Krankenhausfälle, denn oft landen Patienten im Krankenhaus, die eigentlich Pflege oder Betreuung brauchen. In den Statistiken schlagen sie als sogenannte Fehlbelegungen zu Buche, denn sie besetzen die für intensive medizinische Behandlung vorgesehenen Betten. Der Begriff Fehlbelegung verschleiert, daß es sich um Notbelegungen handelt, weil andere Betreuungsmöglichkeiten wie häusliche Krankenpflege, Pflegewohnungen, Tagespflege oder geriatrische Rehabilitation fehlen.

Sogenannte Fehlbelegungen, die medizinische Maximalversorgung von Altersgebrechen und Alltagsleiden auf den Krankenstationen zum teuren Tagessatz sind nur ein Problem der mit Apparatemedizin hochgerüsteten Krankenhaus-Welt. Hier herrscht das Chefarztsystem, das heißt Abhängigkeit der Ärzte von oben nach unten, Abhängigkeit der Krankenschwestern und -pfleger und -helfer. Zu vielen Ärzten geht es in diesem System oft mehr um Karriere als um die bestmögliche Versorgung des Patienten.

Gerade Berufsanfänger sind oft unerfahren und unsicher, sie passen sich ein ins Gefüge, um nicht unangenehm aufzufallen und um später eine Assistenzarzt- und Oberarztstelle zu bekommen. Ihre Unerfahrenheit bekämpfen sie, indem sie den Patienten mechanistisch und aufwendig untersuchen und ausgiebig das Labor bemühen – irgendeiner von den ermittelten Werten wird schon den Hinweis für ein Krankheitsbild liefern. Ist gerade bei unspezifischen psychosomatischen Symptomen erstmal ein Syndrom benannt, findet sich rasch eine medikamentöse Therapie. Die Marketing-Strategien der Pharma-Industrie nutzen die Unerfahrenheit der jungen Ärzte, indem sie das Krankenhaus billig mit »Markenpräparaten« ausstatten, die dann in der ambulanten Versorgung teuer sind. Junge Ärzte verinnerlichen im Krankenhaus einen Umgang mit Medikamenten, den sie in ihrer weiteren Berufslaufbahn, auch als niedergelassener Arzt, fortsetzen. Der Patient gewöhnt sich im Krankenhaus ans Medikament – der Kassenarzt in seiner Konkurrenzsituation vermag dann die Verordnungswünsche seines Patienten nicht mehr abzuwehren. Wie wichtig Zuwendung und das Gespräch mit dem Patienten sind, haben die jungen Mediziner im Studium nicht gelernt, und im Krankenhaus ist dies auch nicht vorgesehen.

So wächst die nächste Generation von Körpermedizinern heran, die das mechanistische Menschenbild verinnerlicht und reibungslos die Krankenhaus-Karriereleiter erklimmt oder – ausgestattet mit den alltagsfernen Krankenhauserfahrungen – eine eigene Praxis begründet. Die inhaltlichen Leitbilder der Krankenhausmedizin prägen die gesamte ärztliche Versorgung.

Denk- und Handlungsmuster der niedergelassenen wie Krankenhaus-Ärzte beeinflussen auch die Bedürfnisse der Patienten und die Hoffnungen der kranken Menschen. Die Medizin erhebt den Anspruch, für fast alle erkannten und benannten Probleme eine Lösung zu haben. Zeitungen und Fernsehen transportieren willig dieses Bild, indem sie neueste Operationstechniken vorstellen, die Anschaffung teuerster Geräte vermelden und immer wieder »Sensationen« übermitteln. Beim Bürger entsteht so das beruhigende Gefühl, daß ihm mit seinem Schnupfen oder dem grummelnden Magen ja nicht viel geschehen könne, wo Ärzte doch heute schon Babies im Mutterleib operieren können und kaputte Herzkranzgefäße routinemäßig ersetzt werden wie die Benzinleitung im Auto.

Geht es darum, in deutschen Krankenhäusern Qualität zu sichern, fällt der Blick der Ärzte und der Krankenkassen in erster Linie auf die Ausstattung: Wie sind die Labore gerüstet, welche Apparate stehen zur Verfügung, welche Operationstechniken sind möglich. Den Bürger interessiert anderes, spätestens in dem Moment, wo er Patient wird. Da geht es um die Frage, warum der ohnehin lange Krankenhaustag mit Wecken und Waschen im Morgengrauen beginnt – und das Frühstück erst Stunden später kommt, das Abendbrot dafür weit vor der Sandmännchenzeit. Da geht es darum, warum der Professor bei der Visite so wenig Zeit hat und warum der junge Assistenzarzt die bevorstehende Operation im Medizinerkauderwelsch erklärt. Der Patient vermißt die menschliche Seite der Medizin.

Die Qualität der Krankenhäuser krankt also in vielerlei Hinsicht: Die »Fehlbelegungen« spiegeln die Probleme der ambulanten medizinischen und pflegerischen Versorgung. Es mangelt am Verständnis für pflegerische und zuwendungsorientierte psychosoziale Aufgaben. Das Chefarztsystem und die Unerfahrenheit von Berufsanfängern begünstigen aufwendige Absicherungs-Diagnostik und Karriere-Streben, die nicht der optimalen Versorgung der Patienten dienen.

Für mich ist das Chefarztsystem der Krankenhäuser neben dem Menschenbild von der Körpermaschine dafür verantwortlich, daß überkommene Zustände zementiert werden. Chefärzte an Krankenhäusern, und ganz besonders an den Universitätsklinika, haben herausgehobene Macht. Sie sind die Herrscher an der Spitze einer steilen Abhängigkeitshierarchie von Oberärzten, Assistenten und Berufsanfängern. Assistenzärzte beispielsweise erhalten heutzutage oft, in manchen Krankenhäusern ausschließlich, befristete Verträge. Ihre Chefs bestimmen über Vertragsverlängerungen, Weiterbildungs-Zeugnisse, die Anerkennung von Facharztbezeichnungen. Drohender Stellenverlust und drohende schlechte Zeugnisse machen erwachsene junge Assistenzärztinnen und -ärzte zu Vasallen ihres Chefs. Machen die Chefärzte Fehler, wagt sie kaum einer zu kritisieren, denn die berufliche Zukunft gerät in Gefahr.

Die Herrschaft der Chefärzte wird ergänzt durch lukrative materielle Pfründe. Privatliquidation heißt das eine Stichwort, also Behandlung und Abrechnung der Behandlung von Privatpatienten. Für die Behandlung werden Geräte, Einrichtungen, und das Personal des

Krankenhauses genutzt. Die andere lukrative Verdienstmöglichkeit beruht auf den sogenannten Ermächtigungen, die an die Person des Chefarztes geknüpft sind. Er darf mit den Kassenärztlichen Vereinigungen oder den Kassen auch die ambulante Behandlung von Kassenpatienten direkt abrechnen. Auch hier nutzt der Chef die Einrichtungen und das Personal des Krankenhauses für seine private Verdienstquelle. Selbst wenn von den Einnahmen mehr als die Hälfte ans Krankenhaus abgeführt werden – wie in Berlin –, bleibt dem Chef ein erklecklicher Gewinn. Die Abführquoten sind in den Bundesländern und teilweise auch in den verschiedenen Krankenhäusern unterschiedlich geregelt.

Materielle Zusatzpfründe durch Privatliquidation und Vergütung für kassenärztliche Tätigkeit sind dort am reichsten, wo die Chefs Technik bedienen und kaum mit Patienten in Kontakt kommen. Die Großverdiener sind Radiologen, Nuklearmediziner und Laborärzte. Aus einem Bericht an das Abgeordnetenhaus von Berlin etwa geht hervor, daß Ende der 80er Jahre rund 20 Ärzte an den Universitätsklinika und 15 an den städtischen Krankenhäusern mehr als eine halbe Million DM Zusatzeinkünfte erzielten. Es gibt Chefärzte in Berlin, die so mehrere Millionen DM im Jahr versteuern können. Die Berliner Verhältnisse sind dabei im bundesweiten Vergleich eher fürstlich als königlich: Jährliche Millioneneinkünfte durch Chefarzt-Funktion gibt es häufig. Für sie alle gilt eine Weisheit im besten Mediziner-Latein: Felix pecunia dulce – glücklich macht das süße Geld. Sie mag es glücklich machen, aber bei der Ärztekammer Berlin monieren Privatpatienten zu Recht, daß die Herren Chefärzte ganz offensichtlich Leistungen abrechnen, obwohl sie die Patienten nie gesehen haben.

Wohlgemerkt: Bei den Abrechnungen handelt es sich um Einnahmen zusätzlich zum Gehalt eines Beamten oder leitenden Angestellten im Krankenhaus. Es ist nicht einzusehen, warum Chefärzte in Deutschland mehr verdienen müssen als Ministerpräsidenten, der Bundeskanzler oder leitende Manager in der Wirtschaft. Ein jährliches Einkommen von 300.000 DM vor Steuern dürfte an öffentlichen Häusern ausreichen, um gute ärztliche Leistungen zu bezahlen.

Viele Chefärzte verdienen heute zusätzlich an Leistungen, die sie gar nicht selbst erbringen, manchmal auch gar nicht erbringen können: Sie nutzen die Fähigkeiten der ihnen untergebenen Oberärzte. Wohlwollende Chefs – das sei gesagt – geben Einnahmen aus Privatabrechnungen manchmal weiter an Ärzte oder anderes Personal. Viele Chefs gehen damit sogar großzügig um und knüpfen keine Erwartungen an die Zahlungen. Der sogenannte Pool gibt dem Chefarzt aber durchaus ein zusätzliches Herrschaftsinstrument in die Hand. Die Chefärzte haben strukturell mehr Einfluß und Macht in ihren Krankenhausabteilungen als die meisten Manager in ihren Unternehmen. Leider wirkt sich dieses Systemdefizit aber nicht auf tote Materie aus, sondern auf lebende Patienten und arbeitende Menschen. Mißbrauch der Chefarzt-Funktion ist natürlich nicht die Regel, aber das Chefarztsystem mit feudaler Allmacht für einzelne wie an den Fürstenhöfen des Mittelalters wirkt kritischen Haltungen entgegen, und viele Klinik-Skandale haben hierin ihre Wurzel.

Das feudale Chefarztsystem produziert Selbstherrlichkeit, begünstigt Fehler und ist somit gefährlich. So konnte es auch zu dem Skandal an der Hamburger Universitätsklinik Eppendorf kommen, der im Sommer 1993 die Öffentlichkeit aufbrachte. Von 134 Ende der 80er Jahre nach Krebsoperationen mit einer aggressiven Strahlentherapie behandelten Patienten litten insgesamt 50 an schweren und schwersten Komplikationen. Aus Studienzwecken hatte ein Arzt sich für die aggressive Behandlung mit höchsten Dosen entschieden. Die Patientin Thea Steinbeck starb drei Jahre lang qualvoll mit immer neuen Geschwüren. Ihre Geschichte ging im Sommer 1993 durch die Presse: Sie hatte es sich so gewünscht, um andere Patienten zu warnen, sie aufzurütteln.

Die Patientin hatte Darmkrebs, der operiert wurde. Es folgten umfangreiche Bestrahlungen. Zu viele – ihr Internist bezeichnete ihren Darm als »total« zerstrahlt. Erst als es der Frau bereits sehr schlecht ging, erfuhr sie vom Strahlenarzt Brockmann der Klinik, daß sie zu einer Gruppe von Testpersonen gehört habe – was man ihr bei der Behandlung nicht gesagt hatte. Brockmann wandte sich sogar noch greinend an den Internisten, weil der die Patientin über ihre Verstrahlung informiert hatte. Der Strahlenarzt hielt dies für die Sache und die Patientin »nicht wünschenswert«, außerdem würden Probleme emotionalisiert, statt Wege aus dem Dilemma zu suchen. Offenbar wäre ihm ein klammheimliches Mauscheln der beteiligten Ärzte lieber gewesen, so wie er es aus dem Krankenhaus gewohnt sein konnte, wo strenge Hierarchie dafür sorgt, daß kein Fleckchen die vermeintlich weißen Westenkittel trübt.

Die Chefärzte begreifen nicht, was sie tun. So klagte der Uniklinik-Chef Heinz-Peter Leichtweiß über die Krise des Selbstverständnisses seiner Mitarbeiter, ausgelöst vom Strahlen-Skandal. »Wir nehmen das sehr ernst. Da steht ein ganzes Fach auf dem Spiel«, sagte er den Hamburger Abgeordneten. Wohlgemerkt, den Klinikchef bekümmerte das bedrohte Spezialfach, nicht die Opfer medizinischer Karrieresucht. Deutlicher kann man die moralische Krise der Universitätsmedizin nicht auf den Punkt bringen.

Ich halte es nicht für zufällig, daß gerade in Hamburg dieser Fall ärztlichen Fehlverhaltens ans Licht kam: Mit dem Skandal um den Hamburger Krankenhaus-Orthopäden Bernbeck war die Öffentlichkeit der Hansestadt bereits 1984 sensibilisiert worden für ärztliche Fehler. Es ist zu erwarten, daß wie in Hamburg auch anderswo immer mehr Arztfehler publik werden – nicht, weil es mehr gibt, sondern weil das Bewußtsein der Beteiligten geschärft ist, ob als Argwohn der Patienten oder als stärker ausgeprägtes Gewissen der Ärzte oder Pflegekräfte.

Es sollte die deutsche Ärzteschaft zutiefst beschämen, wenn sie die hilflosen Worte des Ehemannes liest, der seine Frau Thea durch skrupellose Menschenexperimente verlor: »Wir haben den Ärzten doch vertraut. Man hängt am Leben. Da macht man alles, um nicht zu sterben.« Das Vertrauen der Patienten darf nicht länger für egoistische Macht-, Geld- und Karriereinteressen der Ärzte ausgenutzt werden. Daß sich die Justiz mit den Hamburger Strahlenfällen beschäftigt, ist richtig, aber genauso wichtig ist es, das Krankenhaus-System zu ändern. Es begünstigt mit seinen Abhängigkeitsstrukturen das Vertuschen von verharmlosend »ärztliche Kunstfehler« genannten Skandalen, es erstickt nötige kritische Auseinandersetzung mit dem eigenen Tun im Keime.

Es geht aber nicht immer um die spektakulären Fälle – im normalen Krankenhausalltag gibt es bei der ganz »normalen« Behandlung der Patienten genug Gefahrenquellen. So etwa durch mögliche Nebenwirkungen bei überflüssigerweise angeordneten medizinischen Untersuchungen: Alle, insbesondere aggressive, Untersuchungstechniken haben auch Nebenwirkungen, gehen mit Risiken für die Betroffenen einher. Um nicht falsch verstanden zu werden: Es geht hier nicht um die unvermeidbaren Untersuchungen, bei denen wir ein Risiko in Kauf nehmen müssen. Es geht darum, nebenwirkungsträchtige Untersuchungen, die nicht unbedingt nötig sind, zu vermeiden. Aber noch ist für Körpermediziner jede unterlassene Untersuchung eine größere Sünde als die durchgeführte. Für Richter bei Kunstfehlerprozessen ebenso. Wenn Ärzte eine eigentlich überflüssige Magenspiegelung, Röntgenuntersuchung oder Herzkatheterprozedur durchführen und dabei im Rahmen der üblichen Nebenwirkungen etwas passiert, dann gilt dies nicht als Fehler. Der Arzt hat ja lediglich versucht, eine Diagnose zu stellen. Nur bei einer von 1.200 Magenspiegelungen gibt es Komplikationen, nur eine von 40.000 Kontrastmitteluntersuchungen endet mit tödlicher »Nebenwirkung«. Auch eine Autofahrt scheint wenig gefährlich, doch die Summe der Fahrten produziert Tote und Verletzte. So auch die Summe medizinischer Eingriffe und Diagnoseverfahren, von der überflüssigen Therapie ganz zu schweigen.

Ärzte werden durch ihre Ausbildung und die rechtliche Situation dazu verleitet, eher mehr als weniger zu machen. Eine körperliche Defektdiagnose ohne wirkliche Krankheitserklärung scheint weniger schlimm zu sein als ein übersehener Befund. Qualität und Sicherheit medizinischer Technik hängen davon ab, daß selbstkritisch, zurückhaltend und mit dem Risiko eines übersehenen Befundes über Eingriffe und Indikationen entschieden wird.

Medizin muß Fehler machen dürfen, wenn unkontrollierte Medizin nicht mehr Schaden als Nutzen bringen soll. Die Ärztekammer Berlin bemüht sich, durch einen offenen Umgang mit Fehlern und Risiken der Medizin, überzogene Erwartungen der Bevölkerung ebenso abzubauen wie übertriebenes Pseudo-Sicherheitsdenken und gefährliche Eigriffsbereitschaft der Ärzte.

Auch im Krankenhaus geht es um Reformen für ein neues Denken. Wie überall in der Medizin müssen auch im Krankenhaus Strukturveränderungen mit Kulturreformen einhergehen. Das Bewußtsein der Ärzte beeinflußt das Sein der Patienten ebenso wie die medizinische Technik. Technik und Krankenhausstrukturen sind Hilfsmittel für eine heilende Arzt-Patienten-Beziehung, die ärztliche Entscheidungen nicht bevormunden dürfen.

Das Krankenhaussystem muß von Grund auf reformiert werden, angefangen beim Chefarzt-System. Bestehende Führungsstile müssen kritisch untersucht werden. Ärzte und Kassen sollten gemeinsam ein System für die Organisations- und Betriebsberatung von Krankenhäusern entwickeln. Die Krankenhäuser von morgen werden nicht mehr trennen zwischen akut- und chronischkrank, medizinisch behandlungsbedürftig und pflegebedürftig, sondern sie werden den Menschen ganzheitlich helfen, wenn diese pflegerische oder medizinische Hilfe brauchen.

Die ärztliche Selbstverwaltung muß daher für eine neue inhaltliche Orientierung der Krankenhausmedizin sowie für eine Weiterbildungsreform sorgen. Sie muß die Zusammenarbeit von Krankenhausärzten und ambulant tätigen Kassenärzten fördern, zum Beispiel durch klinische Konferenzen, informelle Netzwerke, Versorgungsgemeinschaften, Rotationssysteme, ergänzende Hilfen und ähnliches. Wenn der Hausarzt seinen Patienten im Krankenhaus besucht, darf das den Stationsarzt nicht verunsichern und als Betriebsstörung empfunden werden. Vielmehr sollte der Stationsarzt wissen, welche Wirkungen die weitere ambulante Pflege, Rehabilitation und Aktivierung entfalten kann. Es geht um den Ausstieg aus der Pfründekonkurrenz, aus der Konkurrenz um den Patienten ohne Blick auf das Ganze.

Diagnostik und Behandlung in den Krankenhäusern sollten sich künftig an schonenden, sanften therapeutischen Konzepten besonders für chronisch, psychosomatisch Kranke sowie für alte Kranke ausrichten. Qualitätssicherungsprogramme stärken und verbessern pflegerische, geriatrische und psychosoziale Belange.

Krankenhausmedizin sollte sich auch der Nachsorge widmen und wohnbereichsnahe stationäre Betreuungsformen entwickeln.

Wir richten das Krankenhaus aus am Menschen, dessen gesunde und kranke Anteile wir ernst nehmen, dessen Lebensumstände wir einbeziehen. Das Krankenhaus der Zukunft arbeitet vernetzt mit ambulanter und sozialer Hilfe – auch die sogenannten »Fehlbelegungen« wie Werner Alten werden davon profitieren. Der Krankenhaus-Aufenthalt wäre ihm erspart geblieben, beziehungsweise man hätte ihm dort die schlaflosen Nächte wegen der Sorge um seine persönliche Zukunft nehmen können. Entsprechende Angebote in seinem Wohnbereich könnten ihm vermittelt werden, und er wüßte, wie es weitergeht. In unserer hochtechnisierten Krankenhauswelt müssen wir erkennen: Die technische Perfektion einer Herzoperation löst nicht die Probleme, die zu Herzen gehen.

Vertane Chance Wiedervereinigung

Wie West-Funktionäre die DDR-Medizin tilgten

Mindestens eine Universität arbeitete in der DDR immer für den Klassenfeind im Westen – so könnte man es zynisch oder auch mit dem entsprechenden Humor sehen, daß in den Jahren vor dem Mauerfall 1989 alljährlich mehrere hundert Ärzte in die Bundesrepublik ausreisten. Gutausgebildet und motiviert fanden sie meist schnell ihren Platz im westlichen Gesundheitswesen, aber im östlichen Versorgungssystem wurden die Lücken von Jahr zu Jahr schmerzlicher. Ein hausgemachter Zusammenbruch blieb ihm erspart – die Wiedervereinigung zwang auch das Ost-Gesundheitssystem in westliche Strukturen. Für die 42.000 Ärzte in der ambulanten und stationären Versorgung der neuen Bundesländer hieß das: radikaler Abschied von einer gewohnten Kultur des Helfens und Konflikte mit den wirtschaftlichen und rechtlichen Anforderungen des neuen Systems.

Die Wiedervereinigung platzte mitten in die Diskussion über das Gesundheitsstrukturgesetz, ohne daß dies nennenswerte Folgen für die Reform beziehungsweise fürs Gesetz gebracht hätte. Zwei verschiedene Gesundheitssysteme waren sich begegnet – genauer: Dem östlichen System begegnete das westliche, und zwar mit solcher Macht, daß es sich drei Jahre nach der Vereinigung der beiden Teile Deutschlands nur noch in Spuren nachweisen läßt.

Dabei besaßen die beiden deutschen Gesundheitssysteme, wie sie sich nach dem Krieg entwickelt hatten, durchaus spezifische Vor- und Nachteile. Man hätte voneinander lernen, das jeweils Bessere übernehmen und so einen qualitativen Fortschritt erreichen können. Aber die beiden Systeme wurden nicht vorurteilslos und nüchtern miteinander verglichen und bewertet. Der Osten wurde am Westen gemessen, gewogen und für zu leicht befunden. Im Westen setzten sich die ohnehin bestimmenden konservativen Kräfte durch, im Osten triumphierte kritiklose Anpassung, und viele Ärzte dachten ganz allein daran, in der schwierigen Wendezeit die eigene Existenz zu sichern. Ihnen blieb auch kaum etwas anderes übrig.

Allein im östlichen Teil Berlins ließen sich von 1990 bis 1992 über 1.500 Ärzte nieder, die zuvor alle in Polikliniken, Ambulatorien oder poliklinischen Hausarztpraxen gearbeitet hatten. Die Ärztekammer bot in der Übergangszeit Beratung an, versuchte, eine organische Entwicklung der ambulanten Versorgung zu unterstützen, und so wissen wir, daß viele aus bloßer Existenzangst den Schritt in die Niederlassung wagten, daß den meisten die Kredite für die eigene Paxis unheimlich und viel zu hoch erschienen. Aber der Druck, sich schnell zu entscheiden, war groß. Dafür sorgten die westlichen Ärztefunktionäre und Politiker, die ohne Respekt und Achtung ihr eigenes brüchiges Gesundheitswesen stabilisierten und jede kritische Stimme unterdrückten.

Die Begegnung der beiden Gesundheitssysteme spiegelt nur im Kleinen wider, was gesamtgesellschaftlich geschah: Die Vereinigung als Angleichung des Ostens an den Westen. Die Menschen im Osten paßten sich an, übernahmen häufig notgedrungen die Werte des Westens. Gesamtgesellschaftlich zeigt sich bereits, daß dabei viele Errungenschaften der Menschen in der DDR auf der Strecke blieben. Mißstimmung bei den

Menschen in Ost wie in West beweist: Wir leiden an den Folgen der Vereinigungskrankheit.

Ich gehöre nicht zu denen, die als einziges rettenswertes Gut der DDR zähneknirschend den grünen Rechts-Abbiege-Pfeil anerkennen. Die vielzitierten Kinderkrippen, -gärten und -horte sollen außen vor bleiben, denn die ideologische Unterfütterung dieser Einrichtungen ist fragwürdig. Aber mich interessieren die Vorteile eines Gesundheitssystems, das durchaus im weltweiten Vergleich Schritt hielt. Insbesondere die psychosoziale Kompetenz der Ärzte und die Arzt-Patienten-Beziehung sollten wir beachten.

Etwa 1.000 Mark der DDR ließ sich der Staat das Gesundheitswesen jährlich pro Bürger kosten, also etwa ein durchschnittliches Monatseinkommen. Der Gesamtetat für Gesundheit lag bei 16 Milliarden Mark. In der Bundesrepublik waren es zur gleichen Zeit 240 Milliarden DM, pro Bürger 4.000 DM jährlich. 1989 wirkten 20.000 Ärzte in Polikliniken für die Gesundheit der Bürgerinnen und Bürger der DDR. In den 540 Krankenhäusern waren es 22.000. Die freie Niederlassung von Ärzten und andere ambulante Einrichtungen waren in der DDR nicht üblich, und so arbeiteten entsprechend nur zwei Prozent der Kollegen in eigenen Praxen. Diese Versorgungslandschaft wurde zerschlagen und nach westlichem Muster umgeformt.

Das DDR-Gesundheitswesen war arm. Es litt materielle Not in bestimmten Bereichen. Aber obwohl in ihrem Land viele der westlichen apparativen und medikamentösen Errungenschaften nicht zur Verfügung standen, waren die DDR-Bürger ärztlich nicht unterversorgt. Die Basisversorgung der Bevölkerung war nicht nur gewährleistet, sondern gut. Die minimale Ausstattung über vierzig Jahre hinweg verlangte von Ärzten, Krankenschwestern und anderen Berufsgruppen einen außerordentlichen persönlichen Einsatz in der täglichen Krankenversorgung. So wurde finanzieller Mangel durch Engagement ausgeglichen. Das Minimum an Medizintechnik und Pharmazie bewirkte ein Maximum an ärztlichen Kenntnissen, Konzentration, Einfühlungsvermögen und Hingabe an den Beruf.

Wer in der DDR im Gesundheitswesen arbeitete, verdiente im Vergleich zu anderen Berufen meist wenig. Hatte ein Arzt 800 Mark im Monat, brachte ein Facharbeiter immerhin 1.200 Mark im Monat nach Hause. Aber diese Unterschiede waren nicht so wichtig. Geld spielte in der DDR eine untergeordnete Rolle. Hatte einer mehr, nützte es ihm nicht viel, denn er konnte nicht jederzeit kaufen, was er wollte. Es ist schon fast vergessen. Wartezeit für einen Trabant: 12 Jahre. Auf einen Telefonanschluß: bis zur Wiedervereinigung. Im Ernst: Geld war in der DDR-Gesellschaft im Gegensatz zum Westen nicht das Maß aller Dinge. So spielte es auch für die Motivation der im Gesundheitswesen Tätigen keine Rolle. Täglich neu improvisieren, ständig Krisen bewältigen, fachliche Anstrengung und menschliche Anerkennung standen im Vordergrund der Arbeit.

Mehr noch als im Westen trugen die Frauen die Last im Gesundheitswesen. Auch in der DDR war – wie im Westen – der Pflegebereich durch Frauen besetzt. Bei den Ärzten dominierten ebenfalls die Frauen: 65 Prozent der insgesamt rund 20.000 ambulant tätigen Ärzte der DDR waren weiblich, im Westen liegt die Frauenquote bei weniger als einem Drittel. Auffallend selten dagegen übernahmen Frauen in der DDR die Leitung von Polikliniken: Hier waren Partei-Technokraten gefragt, die Ideologie höher bewerteten als das Patientenwohl. Es fällt auf, daß die größten Apparatschiks und Technokraten von damals heute als niedergelassene Ärzte auf die Füße gefallen sind und besonders gut Kasse machen.

Aufgepropfte »sozialistische Führungspersönlichkeiten« statt der fähigsten medizinischen Kraft schwächten das DDR-Gesundheitssystem an vielen Stellen zusätzlich. Verdinglichte Leitungsstrukturen nahmen Anregungen der Mitarbeiter nicht zur Kenntnis und wirkten so demotivierend. Machtbewußte Parteigänger verfolgten ihre eigenen Eitelkeiten und autoritären Führungsspiele. So verstand man denn auch unter »Rotlichtbestrahlung« nicht in erster Linie – wie im Westen – eine Wärmetherapie für verspannte Muskeln, sondern den Einfluß der Partei auf ihre Parteigänger, auch in den Kliniken.

Aber die Versorgung der Patienten wurde nicht nur gehemmt durch fachlich wenig qualifizierte Leitungskader und ihre Stasi-Verstrickungen, die sich heute offenbaren. Auch Mediziner, die von politisch Doktrinärem unabhängig waren und fachlich nicht schlecht, beeinträchtigten die Patientenversorgung, indem sie dem Druck des Systems auswichen und sich ihre eigene Nische suchten, in der sie unbehelligt blieben, aber gleichzeitig bei gleichem Einkommen anderen zusätzliche Arbeit aufbürdeten.

In den Jahren vor der Wende verschwieg die DDR beschämt einen besonders harten Aderlaß: Jährlich reisten 200 bis 400 Ärzte aus, viele trugen sich mit dem Gedanken an einen Ausreiseantrag und hatten schon innerlich gekündigt oder haderten immer wieder mit der schweren Gewissensentscheidung: Darf ich die Patienten im Stich lassen? Darf ich die Arbeit derer, die bleiben, noch schwerer machen? Hilflos mußte die Führung mitansehen, wie teuer ausgebildete Spitzenkräfte das ungeliebte Land verließen. Häufig gingen sie, weil sie die mangelnde Versorgung der Patienten nicht mehr ertragen konnten. Oft auch, weil sie unzufrieden waren mit den materiellen Verdienstmöglichkeiten in der DDR. Am häufigsten aber verließen sie die DDR, weil sie Freiheit und Unabhängigkeit in ihrer ärztlichen Tätigkeit suchten und an ihrer Heimat verzweifelt waren. Um so höher sind die zu achten, die blieben, und ärztliche Unabhängigkeit gegen die Staatsdoktrin verteidigten.

Wer genau hinsah, mußte leiden am DDR-Gesundheitswesen: Die Ausstattung von Krankenhäusern hing eher mit Wohnorten und Krankheiten einzelner ZK-Mitglieder zusammen als mit den Erfordernissen der Krankenversorgung. Elitäre Institutionen schluckten einen Löwenanteil des zur Verfügung stehenden Geldes: Die Berliner Traditionsklinik Charité erhielt die Millionen, die in Anklam oder Zittau fehlten. Renommierprojekte absorbierten einen weiteren großen Anteil, denn schließlich wollte die DDR international glänzen.

Die erste Herzverpflanzung in der DDR, vorgesehen pünktlich zur Eröffnung des Parteitags der Sozialistischen Einheitspartei Deutschlands (SED), scheiterte – aber lediglich am fehlenden Empfänger. Für die allgemeine Breitenversorgung der Bevölkerung dagegen mangelte es oft am Notwendigsten wie Heftpflastern, Einwegkanülen, Verbandmaterial oder EKG-Geräten. Nur Mangel gab es im Überfluß. Und die Gebäude der Krankenhäuser, Polikliniken und Ambulatorien waren so desolat wie generell Gebäude in der ehemaligen DDR.

Westliche Medizin-Funktionäre wollten die östliche Staatsmedizin möglichst rasch durch westliche Profitmedizin abgelöst wissen. Die Vorteile des Gesundheitswesens der DDR durften im Westen nichts gelten. Nehmen wir den grundsätzlichen Gedanken der Poliklinik, die durchaus mit dem im Westen von fortschrittlichen Kräften immer wieder eingeforderten ganzheitlichen Gesundheitszentren zu vergleichen ist. Die Poliklinik versuchte, neben der allgemeinen medizinischen Versorgung mehr zu leisten: Vorsorge, Rehabilitation, medizinische, soziale und psychologische Dienste waren miteinander verzahnt. Auch die häusliche Krankenpflege durch die Gemeindeschwestern war hier angesiedelt. Integrierte Gesundheitsversorgung nennen dies die Reformer auch im Westen.

Die ambulanten Dienste an den Polikliniken vernetzten ärztliche, psychosoziale und pflegerische Dienste. Wenn also ein Schmerzpatient zum Poliklinik-Arzt kam, übernahm der die Erstabklärung, schickte weiter zu Spezialisten und in die psychosoziale Behandlung. Die Vorteile liegen auf der Hand: keine langen Wege, betreuende Mediziner, die sich kennen und miteinander kurzschließen können. Die Patienten wurden kompetent durch Teams betreut, und doch konnte der Patient den Arzt seines Vertrauens wählen, vergleichbar dem westlichen Hausarzt. Häufig bildeten sich, besonders auf dem Land, langjährige, generationenübergreifende Arzt-Patienten-Beziehungen.

Und der grundsätzliche Leistungsstand der ärztlichen und assistierenden Mitarbeiter im Gesundheitswesen der DDR? Auch wenn viele West-Funktionäre heute alles schlechtreden wollen: Aus- und Weiterbildungsstand der Beschäftigten im Gesundheitswesen entsprach westlichem Standard. Die Qualifikation von Fachärzten, insbesondere in der Grundversorgung, war beeindruckend. Fehlende Apparate und mangelnde bauliche Ausstattung zwangen den einzelnen dazu, Wissen und Können zu perfektionieren. Wo Röntgenapparate fehlen, lernen Ärzte, die Lungenentzündung mit höchster Sicherheit mit ihren fünf Sinnen zu diagnostizieren. Zusammenarbeit und gegenseitige Unterstützung entwickelten sich zwangsläufig. Ambulante und stationäre Einrichtungen, Ärzte und Psychologen, Pflegekräfte, Rehabilitations- und Präventionshelfer arbeiteten teilweise vorbildlich zusammen. Im Westen dagegen ziehen berufsständische Dünkel und Konkurrenz zwischen den Institutionen viel Energie ab von der eigentlich notwendigen Zusammenarbeit zum Wohle der Patienten.

Auch am Umgang mit ärztlichen Fehlern zeigte sich in der DDR, daß ohne Konkurrenz und Pfründeneid eine andere Kultur als im Westen möglich war. Betrachten wir den Tod eines Kindes im Krankenhaus, offizielle Todesursache Leukämie, Blutkrebs. Eine unabhängige Expertenkommission prüfte solche Todesfälle. Das Gespräch über der Krankenakte hatte das Ziel herauszufinden, ob der Tod des Kindes vermeidbar, bedingt vermeidbar oder unvermeidlich war. Für eine solche kritische Analyse müssen alle Beteiligten ihrem Verhalten selbstkritisch gegenüberstehen, der kritisch Ansatz muß ihnen überhaupt möglich sein. Wo Krankenhäuser untereinander um Patientenzahlen konkurrieren wie im Westen, wird solches Verhalten offenbar als betriebsschädigend angesehen. An West-Kliniken publik werdende Skandale zeigen in der Tat Wirkung: Der Ruf leidet, das Mißtrauen der Patienten wächst.

Im November 1989 prallt also das Ost-System aufs westliche. Mit Pauken und Trompeten verkündet zu Beginn des Vereinigungsprozesses der Hartmannbund die Botschaft von der überragenden Medizin des Westens; durch bunte Kugelschreiber, Sonnenschirme und Lufthansa-Verpflegungsbeutel sucht er diese Kunde zu untermauern. Mit einer Auftakt-Veranstaltung in Leipzig beginnen die konservativen Mediziner eine ideologische Offensive im Osten, während sie im Westen schon längst am Ende ihres Lateins angelangt sind. Für verunsicherte Westfunktionäre wirkt das als längst wieder fällige Selbstbestätigung, auf viele Ost-Ärzte als ein Hoffnungselexier in einer Situation der Verunsicherung.

Trefflich verbünden sich die Wendehälse des Ostens mit den Glücksrittern aus dem Westen: Begünstigte Exponenten des alten Systems sichern sich schnell die neuen, privaten Gestaltungsnischen. Nachdenkliche Kolleginnen und Kollegen, die zögerlichen und behutsamen Patientenhelfer, suchen ihren eigenen Weg zwischen Blendungsschock und Existenzangst.

Der Blendungsschock wirkt nachhaltig. Luxuriös oder gediegen, in der Regel aber immer bewundernswert ausgestattet erscheinen die Krankenhäuser und Kassenarztpraxen in den alten Bundesländern. Die ärztlichen Mitarbeiter der Krankenhäuser verdienen ordentlich, niedergelassene Ärzte zeigen ihren erwirtschafteten Wohlstand mit großen Autos, luxuriösen Wohnungen und Häusern.

Der Kassenarzt im Westen ist kein Angestellter, sondern selbständiger Unternehmer mit eigenen Beschäftigten, außerdem sichern durchschnittlich 3,4 Kassenärzte auch noch die Existenz einer Apotheke mit ihren Mitarbeitern. Und in diesen Apotheken ist all das vorhanden, was Ost-Ärzte oft einzeln für die Versorgung ihrer Patienten herbeigesehnt hatten.

Angesichts dieser anderen Welt geriet das Selbstvertrauen, das Vertrauen in die eigene Fachlichkeit, in die eigene Leistung, ins Wanken. Die lautstark und überall zu hörenden negativen Urteile über das östliche Gesundheitswesen taten ein übriges. Materiell empfanden die Ost-Ärzte die Festsetzung ihrer Gehälter auf anfangs 60 Prozent des Westlohnes als Düpierung – wie andere Berufstätige auch. Den Arzt-Rentnern wurde die Zusatzrente aberkannt, die sie in der DDR auch deswegen erhalten hatten, damit sie in den Jahren der Berufstätigkeit nicht ausreisten.

Als erstes ging es den Polikliniken an den Kragen. »Unwirtschaftlich, personell aufgebläht, leistungshemmend« – so lautete das arrogante westliche Urteil über die Einrichtungen, und von offizieller Seite versuchte niemand ernsthaft, diese Einschätzung zurückzuweisen. Im Gegenteil: Gemeinden und Stadtverwaltungen versuchten, die Verantwortung für das kommunale Gesundheitswesen möglichst schnell loszuwerden. Erst schloß man die Polikliniken, dann folgten die Krankenhaus-Fachambulanzen, und später übergab man das Krankenhaus einem westlichen Privatunternehmer.

Kündigungen im Osten und Anklagen aus dem Westen begünstigten ein »Rette-sich-wer-kann-Gefühl«, Angst und Konkurrenz ließen bisherige Kooperationsstrukturen und Arbeitsbeziehungen zerbrechen. Mancher Poliklinik-Leiter predigte so lange die Erhaltung seiner Einrichtung, bis er heimlich, still und leise seine eigene private Praxis eröffnet hatte. In Berlin war selbst ein aus dem Ostteil der Stadt stammender Gesundheitssenator nicht in der Lage, die Polikliniken zu erhalten, trotz klarer Beschlüsse des Abgeordnetenhauses. Die Ärzte selbst wollten die Polikliniken nicht aufgeben. Peter Luther (CDU) aber glaubte der Politpropaganda des Hartmannbundes mehr als den leistungswilligen Ost-Berliner Ärzten und der Fürsprache der Berliner Ärztekammer.

Existenznot und Identitätsverunsicherung hatten durchschlagende Wirkung. Von den 22.000 in Polikliniken und ambulanten Diensten tätigen Ärzten der DDR beugten sich innerhalb von zwei Jahren rund 90 Prozent dem Niederlassungsdruck. Die im Westen geläufige »Jeder-gegen-jeden-Haltung« gelangte zur vollen Blüte. Man stritt um Praxisflächen, Patientenkarteien aus den Polikliniken und um die Honorarverteilung. Anfangs noch relativ günstige Mietverträge führten zur Errichtung von Ärztehäusern. Doch explodierende Gewerbemieten und Konkurrenzzwist brachten häufig schwere Überlebenskämpfe, denen insbesondere Ärzte zwischen 50 und 60 weniger gewachsen sind. Das Alter wird zum Handicap im schnellen Wandlungsprozeß, nicht zuletzt, weil Banken Kredite für aufwendige Praxiseinrichtungen ungern an Ältere mit kurzem Weg bis zur Pensionierung vergeben.

Der Westen profitiert vom Aufbruch im Osten: Praxisberater trimmen das Abrechnungstalent der Jungunternehmer, pfiffige Gerätelieferanten freuen sich über neue Kontrakte. Arzneimittelproduzenten blicken zufrieden auf einen blühenden Markt: Die ostdeutschen Ärzte verordnen mittlerweile rund zehn Prozent mehr Arzneimittel als ihre Kollegen im Westen. Götterdämmerung in Weiß auch bei den verschlafenen Fachverbänden: Sie erfreuen sich eines stürmischen Mitgliederzuwachses. Der klinisch längst tote Ärztekongreß in alter Form wird revitalisiert durch die neuen Interessenten aus dem Osten. Aufschwung West für die verknöcherte Standespolitik durch neue Gläubige aus dem Osten.

Selbstbewußtsein und Propaganda der westlichen Standesfunktionäre siegten auf der ganzen Linie gegen die bescheidenen Rufer im eigenen Land. Nachdenklich und zurückhaltend argumentierten die Reformer im Osten, aber ihre differenzierten Argumente vermochten wenig gegen jahrzehntelange Entbehrung, gepaart mit der Schönfärberei aus dem Westen. Zeit für eine selbstkritische Analyse der Verhältnisse in den Gesundheitssystemen der beiden deutschen Staaten blieb nicht. Aber selbst, wenn eine gründliche Inventur möglich gewesen wäre: Die West-Funktionäre hätten dafür Sorge getragen, daß alle faulen Splitter im »sozialistischen« Versorgungskonzept augenscheinlich geworden wären, die morschen Balken in der Versorgung der alten Länder aber weiter als tragfähiges Gerüst gegolten hätten, wie seit Jahren gewohnt. Eine Kopie des Westens schien die schnellste und einfachste Lösung. Daß sie nicht die beste war, versteht sich von selbst. Mittlerweile erkennen das selbst manche Funktionäre der Kassenärztlichen Vereinigungen.

Was wurde versäumt? Mit der Auflösung der Polikliniken im Osten wurde ein wichtiger möglicher Reform-Impuls für die westdeutsche Monostruktur in der ambulanten ärztlichen Versorgung verpaßt. Nun dominieren in West wie Ost die Einzelpraxen. Eine Alternative wäre möglich gewesen. Wir hätten die Polikliniken, also die ambulante Versorgung, entstaatlichen und in selbständig wirtschaftende Gesundheitszentren überführen können. Medizinische, psychosoziale und pflegerische Betreuung und die bewährte Kooperation von vorbeugender, heilender und nach Krankheit wiederherstellender Medizin wären zusammengeblieben und hätten ein vielfältiges Angebot medizinischer Dienste sichergestellt.

Es ist klar, warum dies von westlichen Kassenarztfunktionären abgelehnt werden mußte. Das eigene System hätte zur Diskussion gestanden, praktisch durch die Hintertür hätte sich eingeschlichen, was die West-Funktionäre im eigenen Land seit Jahren verhindern: die Gesundheitszentren, wie sie von kritischen und ganzheitlich denkenden Ärzten und anderen medizinischen Berufen seit Jahren eingefordert werden.

Unvoreingenommene Analysen für die bestehenden Polikliniken ergaben damals, daß diese durchaus wirtschaftlich arbeiten konnten und nicht – wie im Westen gerne behauptet wurde – aufgrund mangelnder Wirtschaftlichkeit dem schnellen Untergang geweiht waren. Ein Beispiel für eine Wirtschaftlichkeitsberechnung wird dies zeigen. Ein westdeutscher Kassenarzt erzielte 1988 durchschnittlich 370.000 DM Umsatz mit seiner Praxis. 200.000 DM (54 Prozent) entfielen dabei auf die Praxiskosten wie Miete und Personal, sein Einkommen vor Steuern betrug 170.000 DM (46 Prozent). Überträgt man das westdeutsche Kassenarztsystem auf der Basis der Daten von 1988 auf Ostdeutschland, so muß man die Kosten für rund 20.000 Ärztinnen und Ärzte in der ambulanten Versorgung mit mindestens 7,4 Milliarden DM ansetzen.

Die gesetzliche Krankenversicherung im Westen zahlte 1988 pro Versicherten 404 DM für ambulante ärztliche Versorgung, für zahnärztliche Behandlung zusätzlich 143 DM. Dies Betreuungssystem auf 16 Millionen ostdeutsche Bürger umgerechnet ergibt ein Finanzvolumen von 8,7 Milliarden DM.

Hätte man damals alle ambulant tätigen Ärzte und Zahnärzte im Osten mit dem üblichen Angestelltentarif BAT I honoriert, hätte ihr Arbeitgeber 2,1 Milliarden DM ausgeben müssen. Dazu wären die Assistenzkräfte gekommen, im Osten etwa drei pro Arzt, wodurch sich zusätzliche Lohnkosten von etwa 3,6 Milliarden DM ergeben hätten (Vergütung nach KR VII oder BAT IV). Bei von den Krankenkassen zur Verfügung stehenden 8,7 Milliarden und Personalkosten von 5,7 Milliarden DM (Anteil: 65 Prozent) ergäbe sich ein Sachkostenanteil von 3 Milliarden (35 Prozent). In westdeutschen Arztpraxen erhielt 1989 der Arzt 42 Prozent, 24 Prozent erhielt das sonstige Personal, wodurch der Gesamtpersonalkostenanteil bei 66 Prozent lag, 34 Prozent entfielen auf Sachkosten.

Auch wenn die Zahlen aus West und Ost sich auf den ersten Blick ähneln: Der Osten wäre insgesamt wirtschaftlicher gewesen. Während im Westen pro Arzt durchschnittlich 2,2 Arzthelferinnen, 0,65 Auszubildende und 1,3 sonstige Dienstkräfte arbeiten, mithin 4,2 Hilfskräfte pro Arzt, waren es im Osten nach unterschiedlichen Analysen 2 bis 3,5 – im Osten waren also mehr ärztliche und weniger ans Personal delegierte Leistungen üblich.

Im Westen entfielen bei den Sachkosten 7,2 Prozent vom Gesamtumsatz auf Miete, 5,3 Prozent auf Finanzierungskosten, 6,8 Prozent waren Abschreibungen für Investitionen. Bei einem vergleichbaren Ansatz im Osten hätten pro Jahr 600 Millionen DM für Mietkosten zur Verfügung gestanden und über 10 Milliarden DM hätten über Kredite an Investitionskapital bereitgestellt werden können.

Diese allgemeine Analyse für die ostdeutsche Krankenversorgung ließ sich auch am Beispiel einzelner Polikliniken erhärten. Zugrunde gelegt wurden die im

Westen 1990 für ambulante Versorgung aufgewendeten 450 DM pro Versichertem und Jahr. So hätte eine Poliklinik, die 50.000 Bürger voll betreute, einen Finanzierungsanspruch von 22,5 Millonen DM gehabt. Mit 450 DM pro betreutem Patient und Jahr oder 112,50 DM pro Quartal hätten die selbständigen Polikliniken oder die Einrichtungen an Krankenhäusern sehr wirtschaftlich gearbeitet. Hätten sie für gleiche Versorgungsleistung wie im Westen dieselben Vergütungsrechte erhalten, wären sogar Überschüsse erwirtschaftet worden. Nur Polikliniken im betrieblichen Gesundheitswesen hatten Finanzierungsprobleme. Die Berechnungen ergaben für rund 80 Prozent der Polikliniken und Ambulatorien eine wirtschaftlich bessere Versorgung als durch ein vergleichbares Kassenarztsystem mit niedergelassenen Ärzten.

Aber es konnte wieder einmal nicht sein, was nicht sein darf. Ein Poliklinik- und Ambulatorien-System im Osten hätte schlimmstenfalls auf längere Sicht beweisen können, daß es tragfähiger ist als das Kassenarztsystem im Westen. So wurden den damals bestehenden Polikliniken Fall-Pauschalen zugewiesen, die die Versorgungsleistung falsch bewerteten. Ostdeutsche gingen nur halb so oft wie Westdeutsche zu ihrem Arzt, der sich aber doppelt soviel Zeit pro Patient wie ein Kollege im Westen nahm. Die Fallpauschale jedoch orientierte sich am Besuch, nicht am Zeitaufwand. Trotz dieser Ungleichbehandlung in der Finanzierung erreichten nicht wenige Einrichtungen ausgeglichene Bilanzen. Das System hatte also Reserven, die ein modernes betriebliches Management hätte ausbauen können. Dazu kam es (aus politischen Gründen) nicht.

Im Osten wurde also eine Chance versäumt, ein bestehendes, gut arbeitendes System der medizinischen Versorgung zu erhalten und so die Zukunft der ambulanten Versorgung für ganz Deutschland einzuläuten: ein Miteinander von niedergelassenen und angestellten Ärzten. Die westeutschen Funktionäre wußten dies zu verhindern mit dem zweifelhaften Erfolg, daß viele Ärzte sich aus Existenzangst in die Niederlassung gedrängt fühlten und sich außer an neue medizinische Dinge auch noch ans Dasein als freier, selbständiger Unternehmer gewöhnen mußten. Viele Patienten vermissen ihre angestammte Versorgung.

Erst im Herbst 1993, nach dem Gesundheitsstrukturgesetz und den Wirren der Vereinigung, zeigten sich die Kassenarztfunktionäre plötzlich klüger: Sie propagierten Gemeinschaftspraxen, Ärztekooperativen, genossenschaftliche Zusammenschlüsse und vernetzte Versorgungsunternehmen, die nichts anderes sind als die alte Idee der Poliklinik unter modernem Non-Profit-Management. Diese Ideen kommen für viele im Osten zu spät. Als ich die oben beschriebenen Wirtschaftlichkeitsanalysen nach der Wende vorstellte, verschlossen sich dem die Kassenarztfunktionäre.

Auch bei der Medikamenten-Verordnung hätte man im Osten neue Wege beschreiten können, die die alten sinnvoll fortgesetzt und um das Entbehrte ergänzt hätten. In der DDR waren die Ärzte eine Positivliste mit rund 2.000 zugelassenen Medikamenten gewöhnt. Eine Zahl, wie sie auch im Westen von vernünftig denkenden Ärzten als sinnvoll angesehen wird. Statt diese Liste zu durchforsten und sie um im Westen erhältliche Präparate zweckmäßig zu ergänzen, brach einfach der freie Markt der Arzneimittel von 54.000 Präparaten durch – eine Zahl, die auch die West-Ärzte maßlos überforderte, im Osten aber durch ihr plötzliches Auftauchen zu besonderer Verwirrung führen mußte. Erst das Gesundheitsstrukturgesetz bringt – verspätet – eine Positivliste.

Die Chancen für ein anderes Modell waren gut und im Einigungsvertrag durchaus vorgesehen. Chancengleichheit für frei niedergelassene Ärzte und ambulante Einrichtungen im Sinne der früheren poliklinischen Institutionen wäre möglich gewesen. Mit dem Modell der Kleinpraxen setzte sich also nicht ein wirtschaftliches gegen ein unwirtschaftliches Modell durch, sondern die Ideologie des Kleinunternehmers gegen ein betriebswirtschaftlich sinnvoll organisiertes Dienstleistungsunternehmen. Der gesetzlich durchaus zulässige angestellte Kassenarzt paßte nicht ins Bild der West-Ideologen. Im Herbst 1993 packte ihn der Vorstand der Kassenärztlichen Bundesvereinigung (KBV) aber plötzlich in sein Reformkonzept. Der Kostendruck macht jetzt Dinge möglich, die vor drei Jahren noch als Teufelswerk »linker Systemveränderer« diffamiert wurden.

Für viele Kollegen im Osten Deutschlands ist die Abwicklung des Gesundheitswesens der ehemaligen DDR eine bittere Erfahrung. »Zwangskollektivierung – das kannten wir. Zwangsprivatisierung – das war neu«, kritisiert stellvertretend für viele Dr. Peter Stosiek, Chefarzt am Institut für Pathologie des Carl-Thiem-Klinikums in Cottbus, das Monopol der niedergelassenen Ärzte. Sein Kommentar im Deutschen Ärzteblatt faßt die Kritik am neuen System durch Beispiele aus der Praxis so anschaulich zusammen, daß ich hier einige nennen möchte: Niedergelassene Ärzte müssen diagnostische Aufträge an private Laboratorien oder Kollegen geben. Das führt zu Labortouristik: Große Mengen Untersuchungsmaterial werden in die alten Bundesländer geflogen. Den Kollegen aus dem Labor im kommunalen Krankenhaus darf man nicht beauftragen. Die Folge: weiterer Abbau im Krankenhaus.

Auch bedauert Stosiek, daß die Kompetenz von klinischen Spezialisten heute vom ambulanten Markt ausgeschlossen ist. West-Kollegen fällt so etwas kaum auf, aber Stosiek faßt zusammen: »Durch die neue Situation ist in der Medizin ein unguter Geist der Rivalität, Abgrenzung und Kälte entstanden, den wir vordem nicht kannten.« Konkurriert werden solle, aber nur um die fachlich höhere Leistung. Die deutsche Ärzteschaft darf es sich meiner Meinung nach nicht erlauben, die noch geschärften Wahrnehmungen der ostdeutschen Kollegen im für sie neuen System zu ignorieren.

Aus der verpaßten Chance zu neuen Wegen im Osten folgt konsequent, daß die ostdeutschen Länder jetzt mit denselben Widersprüchen und Problemen im Versorgungssystem kämpfen wie die alten Länder. Der Spielraum, den der Einigungsvertrag ließ, wurde nicht genutzt, seit 1993 sind die Polikliniken fast flächendeckend in Arztpraxen und Ärztehäusern aufgegangen. Die seit Jahren im Westen anstehenden Reformaufgaben kamen durch die Vereinigung nicht einen Schritt weiter. Strukturelle und inhaltliche Veränderungen müssen jetzt sogar noch den Osten miterfassen, der gerade eben erst das neue System übernommen hat.

Hierin besteht gleichzeitig Hoffnung und auch Gefahr: Einerseits sind die für den Osten neuen Strukturen noch nicht so verkrustet und die davon Betroffenen nach dem Abklingen der ersten Begeisterung ernüchtert genug, um jetzt die Nachteile des neuen Systems klar zu erkennen, insbesondere im Vergleich mit dem abgewickelten Ost-System. Andererseits fühlen sich viele überfordert, wenn sie in Kürze erneut umdenken, ihre Arbeitsabläufe neu organisieren sollen.

Der Umgang mit dem ostdeutschen Gesundheitswesen spiegelt im Kleinen die Politik im Großen. Durch Arroganz westlicher Ärztefunktionäre wurde die historische Chance verpaßt, das Gesundheitswesen zum »Rückgrat« des gesellschaftlichen Einigungsprozesses zu machen, der Gesundheit der Bevölkerung wirklich zu dienen.

Wir sollten das Wissen der ostdeutschen Ärzte und Gesundheitsarbeiter jedoch nutzen. Sie sind Experten für den optimalen Einsatz begrenzter Mittel. Denn außer neuen inhaltlichen Impulsen braucht das deutsche Gesundheitswesen auch die Fähigkeit, mit den vorhandenen Mitteln so viel Gesundheit wie möglich zu schaffen.

Die falsche Therapie

Das Gesundheitsstrukturgesetz und die Krankenkassen

Herbst 1992: Die Apotheker gehen in Bonn auf die Barrikaden, ÖTV-Vorstandsmitglied Ursula Derwein sieht die Versorgung der Krankenhauspatienten in Gefahr, Nachwuchsmediziner an den Hochschulen fürchten ein kommendes Berufsverbot, der Freie Verband Deutscher Zahnärzte rät Mitgliedern zur Rückgabe der Kassenzulassung, den Berliner Kassenarztfunktionär Gerhard Raudszus verläßt jedes Gespür und er wütet »Euthanasie« und »Hinrichtungsregelungen«, Kollegen von ihm wollen »die Waffe Wartezimmer nutzen« und das Wort von der dräuenden »Staatsmedizin« macht die Runde. Ärzte, Kliniken, Pharmaindustrie – gegen das von einer parteienübergreifenden Mehrheit im Deutschen Bundestag beschlossene Sparprogramm Gesundheitsstrukturgesetz 1993 machten sie geschlossen Front. Ein halbes Jahr nach seinem Inkrafttreten greifen alle Sparmaßnahmen, greinen wie erwartet Apotheken und Pharmahersteller – aber die medizinische Versorgung der Bevölkerung hat sich nicht verschlechtert, wie auch Bundesärztekammerpräsident Karsten Vilmar einräumt. Und Bundesgesundheitsminister Seehofer freut sich über »schwarze Zahlen« bei der gesetzlichen Krankenversicherung. In der Tat: Das Gesundheitstrukturgesetz 1993 ist ein Markstein in der deutschen Gesundheitspolitik nach jahrelangem Herumkurieren an Symptomen. Es ist gelungen, ein Reformfenster bei vollem Wind von innen etwas nach außen zu kippen – aber für ordentlichen

Durchzug reicht es noch lange nicht. Das Gesundheitsstrukturgesetz ist in seinem politischen Kern ein Sparprogramm für die Ausgaben der gesetzlichen Krankenkasse, deren Kosten in den Vorjahren überproportional gestiegen waren. Nach dem Willen der Gesundheitspolitiker sollten die Ausgaben für Gesundheit insgesamt nicht stärker steigen dürfen als das Einkommen der Versicherten. Die jahrelang üblichen Zuwachsraten von 10 Prozent für die gesetzliche Krankenkasse wurden von den Politikern für 1993 auf 5 Prozent »gedeckelt« – verständlich angesichts der Finanzprobleme des Staates. Statt erwarteter 220 Milliarden DM standen 1993 der gesetzlichen Krankenkasse nur etwa 210 Milliarden zur Verfügung – es galt also, 10 Milliarden einzusparen. Die Politiker verordneten Einsparungen bei Arzneimitteln, Ärzten, Krankenhäusern und Patienten. Das Gesetz laborierte zwar nur an der Struktur der deutschen Gesundheitsversorgung – aber es kann trotz aller Mängel Ausgangspunkt sein für eine völlige Neustrukturierung: für die dringend erforderliche Kulturreform im Gesundheitswesen, die die Gesundheit für den einzelnen wie für die gesamte Bevölkerung zum günstigen Preis schaffen wird.

Dem Gesundheitsstrukturgesetz waren verschiedene sogenannte K-Gesetze, Kostendämpfungsgesetze, vorausgegangen. Seit der Nachkriegszeit hatten sich medizinische Einrichtungen und Institutionen ausgedehnt und immer mehr Leistungen erbracht, bis Mitte der 70er Jahre massive Finanzierungprobleme auftraten. Von 1970 bis 1975 waren die Ausgaben der gesetzlichen Krankenversicherung um 18,3 Prozent gestiegen. Der Staat zog sich mehr und mehr aus der Finanzierung der Krankenhäuser und der Krankenversorgung der Rentner zurück. Die Krankenversicherung der Arbeitnehmer mußte immer mehr Lasten für die Krankenversicherung der Rentner übernehmen. So subventionierte, wie gesagt, die allgemeine Krankenversicherung die Krankenversicherung der Rentner 1991 mit 37 Milliarden DM. Das waren 3,6 Prozent der Beitragssätze, 1980 hatte der Anteil noch 2,5 Prozent betragen, 1970 waren es 0,6 Prozent. Ohne diesen heutigen Solidarausgleich von über 37 Milliarden DM pro Jahr lägen die Krankenkassenbeiträge der Versicherten ebenso tief wie zehn Jahre zuvor.

Die Patienten wurden auch unabhängig von den Beiträgen zur Krankenversicherung immer stärker zur Kasse gebeten, Selbstbeteiligung hieß das Stichwort. Ohnehin war der Anteil der Abgabe für die gesetzliche Krankenversicherung am Arbeitslohn von 7,7 Prozent im Jahr 1970 auf 11,6 Prozent 1980 gestiegen.

Von 1987 bis 1989 scheiterte Gesundheitsminister Norbert Blüm (CDU) grandios an der politisch gewollten Kostendämpfung – die Lobby von Pharma-Industrie, Ärzten, Apothekern und Krankenhäusern war stärker als er, selbst Bundeskanzler Kohl spannten sie vor ihren Karren. Das Blümsche Reformgesetz von 1989 setzte auf 6 Milliarden DM Selbstbeteiligung der Patienten, die prompt vor Inkrafttreten des Gesetzes noch schnell Leistungen bei Ärzten und Zahnärzten abholten, für die sie später bezahlen sollten. Im ersten Halbjahr 1992 lagen die Beitragssätze der Krankenkassen mit durchschnittlich 13,2 Prozent höher als vor dem Gesundheitsreformgesetz.

Während die Bundesregierung zu Blüm-Zeiten verzweifelt mit den Gesundheitskosten rang, arbeitete eine Enquete-Kommission des Deutschen Bundestags zur Strukturreform der gesetzlichen Krankenversicherung. Enquete-Kommissionen entwickeln als sinnvolle Einrichtungen des Parlaments parteiübergreifend fachlich fundierte Empfehlungen. Sie setzen sich nach Parteien-Proporz zur Hälfte aus Abgeordneten und berufenen Fachleuten zusammen.

Als von der SPD benannter Sachverständiger arbeitete ich in der Kommission mit, in der auch der spätere

Gesundheitsminister Seehofer und der SPD-Sozialexperte Rudolf Dressler mitwirkten. Der 1990 erschienene Abschlußbericht der Kommission liest sich wie ein Lehrbuch reformorientierter Gesundheitspolitik. Erstaunlicherweise waren sich die Sachverständigen von der CSU bis zu den Grünen weitgehend einig über sinnvolle Strukturveränderungen. Es ging um grundsätzliche Einstellungen zum Sozialstaat, wenn sich beispielsweise patriarchale Herrschernaturen der CDU mit zentralistischen Fürsorge-Mentalitäten der SPD verbündeten. Die FDP machte sich für kapitalistische Marktsteuerung wie im Gesundheitswesen der USA stark – jeder solle für selbst verschuldete Krankheit auch selbst aufkommen. Anhänger der katholischen Soziallehre mit ihrem Prinzip der Subsidiarität (übergeordnete Einheiten übernehmen nichts, was untergeordnete auch allein können) verbündeten sich mit bürgernah denkenden, von Selbsthilfegruppen und Bürgerinitiativen geprägten Politikern von SPD und Grünen. Ihr Ziel: solidarisches Miteinander und dezentrale Selbständigkeit zu verbinden. Das zeigte sich beispielsweise bei der dann per Gesetz weitgehend verwirklichten Idee, anstelle einer Einheitskrankenkasse mehrere selbständige Krankenkassen um möglichst gute Leistungen wetteifern zu lassen, wobei allerdings durch einen finanziellen Ausgleich, den sogenannten kassenübergreifenden Risikostrukturausgleich, alle Kassen gleiche Rahmenbedingungen erhielten.

Im April 1992 wurde Seehofer neuer Gesundheitsminister. Die unterschiedlichen Mehrheitsverhältnisse in Bundesrat und Bundestag ließen den Regierungsparteien und der SPD keine andere Wahl: Beide legten zwar unterschiedliche Entwürfe zur Strukturreform vor, die SPD plante sogar eine grundlegende Neuorientierung der Verhältnisse, aber die Kontrahenten Seehofer und Dressler mußten sich auf eine Sachkoalition einigen – im Oktober 1992 geschah dies bei einer für Gesundheitsfachleute mittlerweile legendären Klausurtagung in Lahnstein. Die führenden Gesundheitspolitiker aus Bund und Ländern von CDU und SPD hatten sich geradezu verschworen, den Kampf gegen die Lobbyisten endlich einmal zu gewinnen. Im Vorfeld dieser Einigung und auch der Verabschiedung des Gesetzes am 21. Dezember 1992 tobte die eingangs angerissene Auseinandersetzung der Interessengruppen. Ärzte- und Apothekerfunktionäre bewiesen kaum zu übertreffende politische Dummheit, indem sie ihren wirtschaftlichen Ruin an die Wand malten und Seehofer mit handfesten Beleidigungen attackierten. Manches Wartezimmer und mancher abhängige Patient wurden im Interessenkampf politisch funktionalisiert. Anders kann man es nicht nennen, wenn Ärzte ihre Patienten auffordern, »rote Karten« gegen den Gesundheitsminister zu unterschreiben. Zu allem Überfluß ließ sich die mitgliederstarke Ärztevereinigung Hartmann-Bund ihre Kampagne gegen den Minister auch noch von der Pharma-Firma Schwarz bezahlen.

Die Ärzte-Funktionäre schwächten damit ihr Ansehen in der Bevölkerung – wer sollte solchen Funktionären einen verantwortungsvollen Umgang mit den Mitteln für die Gesundheitsversorgung zutrauen? Die pharmazeutische Industrie überzog in ihrer Angst vor dem Ende der fetten Jahre ebenfalls hoffnungslos. Aber selbst die FDP konnte diesmal ihre gewohnte Funktion als Lobby der Medizinwirtschaft nicht erfüllen – das Gesetz ging durch.

Ob man es nun Gesundheitsstrukturgesetz, GSG oder Seehofer-Gesetz nennt – genaugenommen handelt es sich um ein Gesetz zur Neuorganisation der gesetzlichen Krankenversicherung, das die Ausgaben für drei Jahre festschreibt oder »deckelt«. Das Regelwerk greift seit 1993 tief in das Beziehungsgeflecht des Gesundheitssystems ein. Alle sind davon betroffen: Patienten, die für Arzneien, Krankenhausaufenthalte und Massagen mehr zahlen müssen. Krankenkassen, die ihr bisheriges Konkurrenzgebaren völlig verändern und Verwaltungskosten einsparen müssen. Ärzte, die unter dem Honorardeckel spürbar weniger Geld verdienen können. Krankengymnasten und Angehörige der anderen Gesundheitsberufe sind ebenfalls betroffen, denn sie bekommen weniger Patienten überwiesen. Krankenhäuser müssen sich auf ein völlig neues Finanzierungssystem und eine andere Patientenversorgung einlassen. Für Apotheker und die Pharmaindustrie bedeutet das GSG mit seinen Folgen ein Ende der goldenen Jahrzehnte; ihre Umsätze sinken, und nicht wenige Firmen und Apotheken werden die neuen Umstände nicht überleben. Wenn man das GSG frei von allen egoistischen Interessen der verschiedenen von ihm betroffenen Gruppen betrachtet, ergibt sich: Es dient in erster Linie dazu, mit dem vorhandenen Geld sparsamer umzugehen, die Mittel umzuverteilen und so die Kostensteigerungen der vergangenen Jahre bei den gesetzlichen Krankenkassen einzudämmen. Der politische Kern des ganzen Gesetzes ist also eindeutig von finanziellen Überlegungen bestimmt.

Zu Recht forderten Politiker, das vorhandene Geld optimal zu nutzen – bevor ernsthaft über einen Nachschlag bei den Finanzen verhandelt wird. Auch wenn die sogenannte Gesundheitsreform nicht durch Überzeugung, sondern durch das Bedürfnis, Geld zu sparen, auf den Weg gebracht wurde, ergaben sich durchaus Schritte in die richtige Richtung, wie man sie für eine grundlegende Reform allerdings noch radikaler wagen müßte.

Die Neuorganisation der gesetzlichen Krankenversicherung bringt Chancengleichheit für die Kassen. Zuvor versicherten Basiskassen und Ersatzkassen unterschiedliche Bevölkerungskreise, sie konkurrierten um unterschiedliche Risiken und möglichst »billige« Bürgerinnen und Bürger. Die Allgemeinen Ortskrankenkassen (AOK) aber mußten alle aufnehmen, die von anderen Krankenkassen nicht gerne versichert wurden, sie wurde zur Kasse der Rentner und »armen Leute« mit hohen Ausgaben. Die Krankenkassenlandschaft war unsolidarisch und ungerecht.

Wie von der Enquete-Kommisson vorgeschlagen legt das GSG fest, daß ab 1996 alle Bürger ihre Krankenkasse frei wählen können, die Kassen sind zur Aufnahme verpflichtet. Ein sogenannter Risikostrukturausgleich wirkt dämpfend: Kassen mit vielen jungen, gut verdienenden, alleinstehenden Angestellten als Mitgliedern müssen Mittel abgeben an die Kasse, wo auch die Rentnerin mit wenig Einkommen, der Hilfsarbeiter oder Arbeitslose mit vier Kindern versichert ist. Weil die Einnahmen künftig weitgehend ausgeglichen sind, geht der Wettbewerb endlich um möglichst günstige Dienstleistungen und eine wirtschaftliche Verwaltung. Trotzdem. Die Neuregelung hat nicht alle Ungerechtigkeiten beseitigt, Betriebs- und Innungskrankenkassen behalten Vorrechte, die es weiter erlauben, »teure« Patienten auszugrenzen.

Bei den Kosten für Arzneimittel wird durch verschiedene Maßnahmen gespart: Ärzte sollen weniger und kostengünstigere Medikamente verschreiben, die Patienten müssen zuzahlen, insgesamt werden die Ausgaben für Arzneien aus Apotheken gedeckelt, das heißt festgelegt auf etwa 24 Milliarden DM, 2 Milliarden weniger als 1992 und damit soviel wie 1991 ausreichte. Tatsächlich gingen die Arzneimittelverordnungen im ersten Halbjahr 1993 um 20 Prozent zurück, worunter nur die Pharmaindustrie litt, nicht aber die gesundheitliche Versorgung der Bevölkerung. Dieses reale Experiment des Gesundheitsministers bestätigt nur die von mir und anderen Reformkräften seit Jahren vorgebrachte Forderung, bei den Arzneien zu sparen und stattdessen zuwendungsintensive Patientenbetreuung zu fördern.

Um die Überfülle an Arzneimitteln überschaubarer zu machen, empfiehlt der Gesetzgeber leider lediglich eine Positivliste, die den Ärzten beim fachlich korrekten und wirtschaftlichen Verordnen helfen soll. Hier hätte das Gesetz die Selbstverwaltungseinrichtungen der Ärzte verpflichten müssen, eine vernünftige Arzneimittelversorgung aus eigener Verantwortung durchzusetzen.

Die Ausgaben für die ambulante ärztliche Versorgung werden gedeckelt. Sie dürfen bis 1995 nur so stark steigen wie die Beitragseinnahmen der Krankenkassen. Gleichzeitig galten ab Februar 1993 Zulassungsbeschränkungen für die Niederlassung von neuen Kassenärzten, wenn in einer bestimmten Region eine gewisse ärztliche Versorgung schon erreicht scheint. Damit sollen Entwicklungen der vergangenen Jahre gebremst werden.

Seit 1970 nahm die Zahl der Ärzte in Deutschland bei gleichbleibenden Patientenzahlen ständig zu, allein von 1980 bis 1990 stieg die Kassenärztezahl in den alten Bundesländern um 32 Prozent auf etwa 72.000. Mehr Ärzte sind natürlich gut, wenn sie eine patientenfreundlichere Medizin garantieren – aber ein Plus gab es von 1980 bis 1990 hauptsächlich bei der Zahl der Abrechnungsfälle: Sie stiegen um 20 Prozent, außerdem wurden pro Patient und Versicherten durchschnittlich 56 Prozent mehr Leistungspunkte abgerechnet. Das lag auch daran, daß sich in jener Zeit immer mehr Fachärzte niederließen, die ihre Patienten teurer abrechnen als Allgemeinmediziner. So kostete im ersten Quartal 1992 beispielsweise ein Patient beim Allgemeinmedizier 78,60 DM, beim Internisten 105,70 DM, beim Orthopäden 123,50 DM und beim Urologen 133,90 DM. Natürlich wurde Jahr für Jahr ein festgelegter Rahmen für alle ambulanten ärztlichen Leistungen zwischen Kassenärzten und Kassen vereinbart, der solche Mengen- und Preissprünge aber nicht verhindert.

Wenn per Gesetz jetzt versucht wird, über einen festgelegten Honorardeckel und Zulassungsbeschränkungen Kostensteigerungen zu dämpfen, ist das falsch: Nicht die Zahl der Ärzte läßt die Kosten steigen, sondern die Art ihrer Medizin und das Honorarsystem, welches dafür sorgt, daß die insgesamt zur Verfügung stehende Summe komplett verteilt wird und diejenigen Ärzte am meisten bekommen, die erbrachte Leistungen am pfiffigsten abrechnen. Bedauerlicherweise greift das Gesetz ins gängige Honorierungssystem wenig ein. Der Minister empfiehlt nur neue Vergütungsformen und verpflichtet die ärztliche Selbstverwaltung und Kassen nicht darauf, ein neues und aufgabengerechtes System einzuführen. Das ist ein grundlegendes Versäumnis. Gleiches gilt für den guten Rat des Ministers, den Hausarzt zu stärken. Auswirkungen des Niederlassungsstops bekamen übrigens auch die Kliniken deutlich zu spüren: Sie verloren im ersten Halbjahr 1993 viele erfahrene Ärzte vorzeitig, die noch rasch eine eigene Praxis eröffnen wollten. Bereits im Jahr 1993 wurde eine Zunahme der Ärztezahl in den Praxen um über zehn Prozent erreicht. Die Niederlassungsbegrenzung schützt lediglich die alten Jagdgründe der vorhandenen Kassenärzte – sie begrenzt also eher eine patientenorientierte, neue Behandlungskultur.

Auch die Einnahmen der Krankenhäuser werden vom Gesundheitsstrukturgesetz festgelegt, und zwar für die Jahre 1993 bis 1995. Bisherige tagesgleiche Pflegesätze für die stationäre Versorgung sollen schrittweise durch Fallpauschalen abgelöst werden sowie durch differenzierte Vergütungsregeln, die im einzelnen nicht festgelegt sind. Das ist ein kleiner Schritt in die richtige Richtung, aber keine wirkliche Reform. Bereits jetzt zeichnet sich ab, daß die Krankenhäuser nicht davon abrücken, Bettenauslastung und Pflegesatzgewinn in den Mittelpunkt aller Überlegungen zu stellen. Fallpauschalen ändern für sich allein noch nichts an der Dynamik lukrativer Pfründewirtschaft. Fallpauschalen für Operationen machen nämlich den operierten Gesunden zum finanziell lohnendsten Patienten. Seine Wunden heilen am schnellsten, bei ihm sind kaum Komplikationen zu erwarten, was sich dann noch als hohe Versorgungsqualität verkaufen läßt. Erfahrungen in den USA mit Fallpauschalen zeigen, daß mit diesem System mehr operiert, aber nicht besser geheilt wird.

Wir brauchen ein pluralistisches Finanzierungssystem, das die Herztransplantation anders betrachtet als die psychiatrische oder geriatrische Grundversorgung. Wenn eine Versorgungsaufgabe für eine Region sichergestellt wird, etwa im Rettungswesen oder der ambulanten Notfallmedizin, kann beispielsweise durch eine »Bürgerpauschale« mit dem Ziel, Notfälle zu vermeiden, mehr erreicht sein als durch Fallpauschalen, die Notfälle zur Voraussetzung fürs Verdienen machen.

Außerdem dürfen Krankenhäuser vor- und nachstationäre Diagnostik und Behandlung anbieten – ein sinnvoller Schritt, der die strikte Trennung zwischen ambulanter und stationärer Versorgung tendenziell durchbricht. Das Gesetz sieht ebenfalls vor, daß die Bundesländer sich allmählich aus der Krankenhausfinanzierung zurückziehen – die Kassen sollen neben den Betriebskosten dann auch die Investitionskosten übernehmen. Das ist gut, weil so die Krankenkassen neben Betriebskosten auch den Kauf teurer Geräte oder den Bau von Krankenhäusern beeinflussen können.

Ein schlüssiges Konzept für die Krankenhausversorgung und ihre Finanzierung aber fehlt noch. Dies könnten Krankenkassen gemeinsam mit den Krankenhausträgern entwickeln, wenn sie aus eingefahrenen Gewohnheiten ausstiegen. Aber genau das zeichnet sich nicht ab.

Das Gesundheitsreformgesetz versäumte auch die Möglichkeit, die Trennung von Krankheit und Pflegebedürfigkeit aufzuheben. Wir streiten um die Finanzierung einer Pflegeversicherung, haben nur die Kosten im Kopf und vergessen: Es geht in Wirklichkeit darum, Kranke menschlich zu behandeln und zu versorgen. Die Frage darf nicht sein: Was kostet die 76jährige, bettlägerige Rentnerin ohne Angehörige den Staat allmonatlich und wie kann er dies finanzielle Risiko abwälzen? Die Frage muß sein: Wie hätten wir der jahrelang als Kioskverkäuferin Berufstätigen, der Mutter zweier Kinder vielleicht die Bettlägerigkeit ersparen können – Altersgebrechen, körperliche, seelische oder soziale Handicaps sind in unserem System nicht vorgesehen, und so wird leicht nach einer körperlichen Krankheit gesucht, die sich benennen, behandeln und abrechnen läßt. Teure medizinische Dienstleistungen erscheinen wichtiger als pflegerische, seelische oder nur schlichte menschliche Hilfe und Zuwendung. Jedenfalls haben wir die ärztliche Versorgung organisiert – schaffen es aber nicht, den Alten oder Pflegebedürftigen das ihnen gemäße Umfeld zu bieten, damit sie möglichst lange selbständig und zufrieden ihren Lebensalltag gestalten können.

Ob man die Reformansätze des GSG für ambulante, stationäre Versorgung oder bei den Arzneimitteln betrachtet: Sie sind unausgegoren. Allgemein setzt die Strukturreform auf mehr Bürokatie, auf Wirtschaftlichkeitsüberwachung und Kontrollen der bestehenden Qualität, die Medizin als solche wird nicht angezweifelt. Wenn ein Arzt zu viele Massagen verordnet, wird ihm das Honorar gekürzt. Das Zuviel bemißt sich am Vergleich mit dem Durchschnitt seiner Fachkollegen, nicht an der Bewertung seiner Heilkunst. Gleichmachende Kontrolle ist also das Druckmittel, auf Motivation setzt das GSG nicht. Das Verhalten der Ärzte würde sich sofort wieder ändern, fiele die Kontrolle weg. Sie sind also zu einem veränderten Verhalten durch Sanktionen überredet worden, überzeugt sind sie nicht.

Zwischen Krankenkassen und Ärzteschaft hat sich durch die lange Diskussion um das GSG und auch durch die Praxis unter dem GSG der Interessengegensatz weiter verschärft: Wohlgemerkt, der finanzielle Interessengegensatz. Die Ärzte wollen mehr von dem Geld einnehmen, über das die Krankenkassen nicht im Überfluß verfügen. Hier wurde ein ungünstiger Konflikt verstärkt – denn eigentlich sollten Ärzte und Krankenkassen an einem Strang ziehen: zum Wohle der Patienten. Auch das Verhältnis zwischen Ärzten und Gesundheitsberufen wie Psychologen, Krankengymnasten oder medizinischen Masseuren wurde durch das GSG belastet. Wer nur Geldströme überwacht und Motivation einschränkt, muß wissen: So erstickt er kooperative Strukturen wie etwa Teams aus Ärzten, Psychologen und Krankenschwestern im Keime. Gerade hatten sich kleine Netzwerke in kooperativen sozialen Gesundheitszentren entwickelt – wenn dies jetzt beschnitten wird, müssen die wenigen reformbereiten Ärzte die Lust an ihrem Handeln verlieren.

Ganz wichtig: Das Gesundheitsstrukturgesetz belastet die Arzt-Patienten-Beziehung. Was soll der Patient halten von einem Arzt, in dessen Wartezimmer ein Plakat hängt: »Lieber Patient, leider kann ich dir jetzt nicht mehr alles verschreiben, was ich für richtig halte. Der böse Gesundheitsminister verbietet mir das und schränkt dadurch meine Therapiefreiheit ein.« Der Patient findet vielleicht die ihm aus der Zeitung bekannten Reformbemühungen ganz vernünftig, und ihm vermittelt sich jetzt das unbehagliche Gefühl, das er vielleicht auch schon vorher gespürt hat: Mein Doktor denkt nur ans Geld.

Abgesehen von dem, was das GSG tatsächlich bewirkt – eine 1993 bereits meßbare Kostensenkung –, abgesehen davon, wie die durch das GSG aufgeworfenen Probleme aussehen – das Gesundheitsstrukturgesetz müßte eigentlich genau Gesetz zur Strukturreform der gesetzlichen Krankenkasse heißen, weil es hauptsächlich hier eingreift. Der grundsätzliche Führungskonflikt im Gesundheitssystem blieb ausgegrenzt: Politik, die Ärzteschaft als bestimmende Berufsgruppe im Gesundheitswesen und die Krankenkassen zanken um die Führungsrolle.

Das Gesundheitsstrukturgesetz wirkt auf die Kostenentwicklung im Gesundheitswesen wie eine Notbremse: Der außer Kontrolle geratene Zug wird gestoppt, doch fährt er wieder an, ist der Schaden noch lange nicht behoben. Denn die Budgetierung bewirkt keinesfalls das dringend erforderliche Umdenken bei allen, die in medizinischen Berufen arbeiten. Allerdings bleibt zu hoffen, daß die öffentliche Diskussion um das Gesetz dazu führt, daß viele der daran Beteiligten langfristig erkennen: In der gesetzlichen Krankenversicherung sind noch längst nicht alle Kosten-Nutzen-Verhältnisse optimal, hier läßt sich noch viel bewegen. Das kann führen sowohl zur Kostendämpfung, also geringeren Kosten bei gleicher Leistung, oder, was natürlich anzustreben ist: zu Qualitätsentwicklung, also besserer Leistung bei gleichen Kosten.

Ein erneuertes Gesundheitswesen, wie es dieses Buch propagiert, braucht auch eine erneuerte gesetzliche Krankenversicherung. Wenn vorbeugende, heilende und nach Krankheit wiederherstellende Angebote für die Patienten durch ärztliche, psychologische und sozialpflegerische Hilfe miteinander vernetzt sind, heißt das natürlich: Wir brauchen eine ganzheitliche Krankenversicherung.

Die gesetzliche Krankenversicherung der Zukunft entwickelt das Prinzip der Solidarität der Versicherten weiter. Die durchs Gesundheitsstrukturgesetz spürbar gemilderten ungleichen Chancen der Kassen werden durch regionale Ausgleichsprozesse noch weiter abgebaut, damit Kassen mit »risikoträchtigeren« Versicherten – wie etwa die AOK mit den kleinen Rentnern und Arbeitslosen – keine Nachteile im Wettbewerb haben. Denn konkurrieren sollen die Kassen miteinander: um möglichst gute Leistungen für ihre Mitglieder.

Die Krankenversicherung der Zukunft ist zu einer Gesundheitsversicherung weiterentwickelt und umfaßt in einer Versicherung: Krankenversicherung, Rehabilitations- und Präventionsleistungen der Rentenversicherungsträger sowie die Unfallversicherung. Die neue Gesundheitsversicherung sichert auch die Pflege alter, behinderter oder aus anderen Gründen pflegebedürftiger Menschen. Die integrierte Gesundheitsversicherung sichert ganzheitlich Selbstbestimmung für Menschen, die durch Krankheit und Gebrechen beeinträchtigt sind. Die bisherige Trennung der Kostenträger hat zu Streit über Zuständigkeiten geführt, der letztlich auf dem Rücken der betroffenen Menschen ausgetragen wird. Ein abschreckendes Beispiel dafür ist der Konflikt um die Pflegeversicherung: Hier hat der Streit um die Finanzierung den Blick dafür getrübt, daß man Krankheit und Pflegebedürftigkeit nicht trennen kann. Menschliche Versorgungskonzepte dürfen nicht trennen zwischen pflegerischen und medizinisch-ärztlichen Hilfen.

Das bisherige Solidarprinzip muß ausgeweitet werden: Besserverdienende finanzieren wie bisher für geringverdienende Mitbürger mit, jüngere für ältere, Arbeitende für Rentner, Erwerbslose und Kinder, aber jetzt werden alle Bundesbürger einbezogen. Nicht sinnvoll sind besondere Krankenversicherungssysteme wie die Beihilfe der Beamten, die Befreiung von der Krankenversicherungspflicht für Großverdiener sowie die Wahlmöglichkeit einer privaten Krankenversicherung ab einem bestimmten Einkommen (Beitragsbemessungsgrenze).

Die neuen Gesundheitskassen bieten Grundsicherungstarife für einheitliche und verbindliche Regel- oder Sicherstellungsleistungen, die alle medizinisch notwendigen, ärztlich oder pflegerisch begründeten Hilfen enthalten. Diese können die Selbstverwaltungsorgane der Ärzteschaft in sozialer Verantwortung entsprechend dem Stand von Wissenschaft, Forschung, ärztlicher wie pflegerischer Erfahrung mit den Kassen aushandeln. Der Arzt entscheidet dann, ob eine Regelleistung notwendig ist.

Zusätzlich zur Grundsicherung können die Kassen Zusatztarife für Wahl- oder Luxusleistungen anbieten. Eine Wahlleistung wäre beispielsweise chefärztliche statt ärztlicher Behandlung. Über Zusatztarife können die Kassen Schwerpunkte setzen, etwa philosophische Orientierungen bedienen, Naturheilwesen oder gesundheitsförderliche Gemeinschaftsaktivitäten anbieten. Zusatzleistungen sichern also die Leistungen, die der einzelne für sein persönliches Wohlbefinden wünscht, was im Krankheitsfall nützt. Der Bürger entscheidet selbst über die Zusatzhilfen.

Auf dem Weg zu einer grundlegenden Neuorientierung der Gesundheitsversorgung, zu einem vernetzten Unternehmen »Gesundheit für Deutschland« sind Kultur-Reformen in der gesetzlichen Krankenversicherung vordringlich. Das setzt aber voraus, daß Gesundheitspolitiker weitergehen als beim GSG, das nur die finanzielle Krise bekämpft, und die Kulturkrise nicht sieht. Die Selbstverwaltungen der Ärzte haben noch die Möglichkeit, den Anordnungen von oben, der geschmähten »Staatsmedizin«, zuvorzukommen – indem sie die Krankheiten des Gesundheitswesens selbst diagnostizieren und aus eigener Kraft die Therapie übernehmen. Dafür müssen sie ihre soziale Aufgabe erkennen und dürfen nicht nur nach materieller Vergütung streben. Die Ärzteschaft muß beginnen, von der Haltung des Habens zur Haltung des Seins zu wachsen. Sie muß mutig und politisch verantwortungsbewußt vorangehen, wenn das Gemeinwesen gesunden soll. Der Staat wird nur eingreifen müssen, wenn die Ärzteschaft vor ihrem gesellschaftlichen Auftrag kneift und versagt.

Wendezeit in der Medizin

Niemand will die gewaltigen Fortschritte in der Medizin bestreiten. Wir können Organe austauschen, schwerste Verletzungen reparieren, Krebs mit chemischen Eingriffen beseitigen und so Leben retten. Solche Möglichkeiten sind wertvoll für die Gesundheit aller Menschen. Trotzdem spüren wir weltweit, ob in Europa oder den USA, die tiefwurzelnde Krise der Gesundheitsversorgung. Die steigenden Kosten sind dabei nur ein Problem. Schwerer wiegt, daß die heutige Medizin hauptsächlich repariert und zu wenig für den allgemeinen Gesundheitszustand der Bevölkerung bewirkt. Die Medizin steckt in der Krise, aber warum auch nicht – schließlich ist sie unentwirrbar mit der viel umfassenderen Gesellschafts- und Kulturkrise verbunden.

Diese komplexe Krise berührt alle Bereiche unseres Lebens. Tagtäglich lesen wir in der Zeitung über die Wirtschaftskrise: steigende Inflation und hohe Arbeitslosigkeit. Energiekrise: Autobahngebühr gefordert. Umweltkrise: neues Tankerunglück. Krise der Mitmenschlichkeit: Wieder Gewalt gegen Ausländer. Globale Krise: Die atomare Bedrohung bleibt. Die heute drängenden Probleme in unserer verflochtenen Welt hat der Atomphysiker Fritjof Capra sehr gut beschrieben und gleichzeitig festgehalten: Wir leben in einer Wendezeit.

Wer Wende hört, denkt seit 1989 in erster Linie an die Umwälzungen in der DDR. Tatsächlich dauert die von Capra beschriebene Wendezeit schon länger. Wir spüren die Krise der Industriegesellschaft und suchen den Weg heraus aus der Sackgasse. Die herkömmlichen Vordenker aus Politik und Wirtschaft sind damit überfordert, denn ihr lineares Ursache-Wirkung-Denken kann die vielschichtigen Verhältnisse nicht erfassen. Wir brauchen ein komplexes, vernetztes Denken. Die wichtigste Frage lautet nicht mehr »Wieviel?«, sondern »Wozu ist es gut?«, Qualität und Ökologie müssen Quantität und Ökonomie ablösen.

Im Sinne Capras ist die globale Krise eine Krise der Wahrnehmung. Ändern wir unsere Wahrnehmung, können wir die Krise anpacken. Das gilt auch für die Medizin: Ihre Leitideen müsen sich radikal wandeln. »Liebe statt Valium« beschreibt die Wende von der mechanistischen Medizin zu einer ganzheitlichen Medizin, die über psychosomatische Medizin noch hinausgeht und gesellschaftliche Verhältnisse umgestaltet.

Die naturwissenschaftliche Medizin trennt bislang Geist und Materie. Die Natur soll nach mechanischen Gesetzen funktionieren, und der menschliche Körper sei nichts anderes als eine biochemische und biotechnische Apparatur. Die Seele überläßt diese Medizin den Psychotherapeuten.

Noch stehen viele Mediziner in diesem Glauben fest und sicher, obgleich die Erkenntnisse der modernen Physik anderes beweisen. Die Physiker betrachten das Universum mit allen seinen Bestandteilen bereits organisch und ökologisch, Raum und Zeit sind für sie nicht absolut. Und dabei ist ihnen bewußt, daß ihre Beobachtungen nicht unabhängig sind von ihnen selbst, den menschlichen Beobachtern. Wenn Fritjof Capra von einem »Netzwerk von Geschehnissen«, vom »Muster wirkender Kräfte« und einem »Gewebe dynamischer Beziehungen« spricht, ist es genau das: Alles hängt mit allem zusammen. Und das sollte für die Medizin nicht gelten?

Beziehung und Kommunikation sind die Schlüsselbegriffe der zukünftigen Medizin. Sie wird nicht nur biomechanische, biotechnische Fertigkeit sein oder psychotherapeutische Kunst. Sie wird als psychosomatisch orientierte Medizin Körper und Seele gleichermaßen achten. Sie wird darüberhinaus Respekt vor dem Leben insgesamt haben und die Wissenschaft vom menschlichen Leben schlechthin sein.

Die Wendezeit in der Medizin bedeutet, daß sich Kultur und Struktur des Gesundheitswesens neu orientieren müssen, und zwar auf revolutionäre Art und Weise. Der Arzt von morgen begreift die Mängel seiner bisherigen Weltanschauung, die Grenzen seiner bisherigen Medizin und ihrer wenig wirkungsvollen Therapie-Angebote. Die Ärzte müssen umdenken und die Grenzen ihres bisherigen Denkens überwinden: Geist und Materie sind nicht voneinander zu trennen, Leib und Seele bilden eine Einheit, Individuum und Gesellschaft beeinflussen sich gegenseitig, Sein und Bewußtsein gehören zusammen.

Die alte Heilslehre naturwissenschaftlicher Medizin muß sich außerdem von zweierlei verabschieden: vom Glauben an mögliche Objektivität und von der Überzeugung, daß weitere verfeinerte biomedizinische oder biotechnische Verfahren alle Krankheiten der Menschen unter Kontrolle bringen könnten.

Wendezeiten sind immer stürmische Zeiten – auch Ärztinnen und Ärzte halten da gerne am Gewohnten fest, Veränderungen machen schließlich Angst. Viele haben sich im bestehenden System der Gesundheitsversorgung gut eingerichtet. Für sie stehen Macht, Einfluß und ein bevorzugtes Leben auf dem Spiel. Der Halbgott in Weiß räumt seinen Olymp nicht freiwillig. Im Gegenteil: Weil die Verhältnisse umzuschlagen drohen, errichtet er noch schnell neue Mauern und sucht die Feinde abzuwehren.

Die Kämpfe um das Gesundheitsstrukturgesetz 1993 vermittelten einen Eindruck davon, wie brutal verknöcherte Ärzte-Funktionäre mittlerweile zur Sache gehen: Aggressiv griffen sie die politischen Gegner an, die ein anderes, besseres Gesundheitswesen wollen. Egoistisch behinderten sie den großen Schwung in den Beruf drängender junger Ärzte, die sich niederlassen wollten, bevor das Gesundheitsstrukturgesetz dies beschränkt. In Berlin etwa bummelte der für die Kassenzulassung bestimmende Ausschuß der Kassenärztlichen Vereinigung und der Krankenkassen, vertagte sich bewußt über die Sommerpause, was die jungen Kollegen vor große Probleme stellte bei Miet-Vertrag, Krediten, Personal und anderem, denn bis zum 1. Oktober des Jahres mußte ihre Praxiseröffnung unter Dach und Fach sein, danach griffen die gesetzlichen Zulassungsbeschränkungen. Ja, die alten Herrscher lassen noch einmal kräftig die Muskeln spielen, nutzen alle politischen und juristischen Tricks.

Aber sie werden die Revolution in der Medizin nicht aufhalten können. Larry Dossey, Arzt für Innere Medizin, Pharmakologe und Biofeedback-Spezialist nennt sie »die zweite wissenschaftliche Revolution«. Die erste erlebte die Medizin mit Physik und Chemie gemeinsam im 19. Jahrhundert. Damals wurde das mechanistische Menschenbild, der Mensch als »Maschine«, zum Motor der Entwicklung in der Medizin.

Die Naturwissenschaft des vergangenen Jahrhunderts brachte der Medizin herausragende Erfolge. 1867: Joseph Baron Lister entdeckt die aseptische Wundbehandlung. 1869: Der Norweger Hansen lüftet das Geheimnis der Lepra. 1882: Robert Koch entdeckt den Tuberkelbazillus, ein Jahr später den Erreger der Cholera. 1884: Friedrich Löffler findet die typischen Membranen des Diphterie-Bakteriums. 1894: Yersin und Kitasato orten das Pestbazillus. 1899: Aspirin wird entdeckt.

Das Wissen über mögliche Krankheitsursachen, neue Erkenntnisse über den gesunden wie kranken Körper eröffneten neue Behandlungswege für viele Kranke. Im 20. Jahrhundert beeindruckt die Medizin mit Organverpflanzungen, künstlichen Gelenken oder gentechnisch erzeugten Medikamenten. Aber trotzdem stoßen die hochentwickelte Biomedizin und der mit ihr verknüpfte medizinisch-industrielle Komplex an Grenzen: Sie scheitern an der Aufgabe, die Krankheiten unserer Zeit *menschlich* zu heilen.

Die Patienten in den Krankenhäusern und Arztpraxen fühlen sich nicht nur fachlich schlecht behandelt. Sie spüren das moralisches Versagen, wenn die Mediziner ihre Sorgen und Nöte nicht ernst nehmen, sie an kalte Apparate anschließen und ängstigen, statt mit ihnen zu sprechen. Ihr Mißtrauen wächst, weil sie sich als Objekte und Krankenschein-Lieferanten mißbraucht fühlen. Sie registrieren genau, wenn öffentlich immer mehr Kommerz und verschwenderische Technik in den Arztpraxen kritisiert wird. Sie reagieren auf Skandale ebenso wie auf paramedizinische und teilweise obskure Heilmethoden. Sie suchen den Heilpraktiker auf und interessieren sich auch für Wunderheiler. Die Indizien liegen auf der Hand: Auch die Patienten wünschen sich eine andere, menschlichere Heilkunde.

Die revolutionäre Wende in der Medizin wird bereits von zwei Kräften vorwärts getrieben: der Gesundheitsbewegung der Bürger und der Gesundheitsbewegung der kritischen Kräfte im Gesundheitswesen selbst. Die Gesundheitsbewegung der Bürger schafft sich in Selbsthilfegruppen, Patienteninitiativen und manchmal auch nur durch Wünsche nach anderen Behandlungsformen Raum. Kritische Ärzte und andere Gesundheitsarbeiter rütteln an den Festungen der machtversessenen ärztlichen Funktionäre und Gesundheitskonzerne. Der medizinisch-industrielle Komplex ist in Frage gestellt, die aufmüpfigen Laien und Experten sind die Vorhut fürs künftige Gesundheitswesen und eine Medizin der Zukunft.

Die kommende bessere Heilkunde ist bereits heute in Keimen vorhanden. Sie wird folgendes respektieren: Patient und Arzt entwickeln eine gleichberechtigte Beziehung zueinander, die begleitende Hilfe für den Patienten steht im Vordergrund. Arzt und Patient begegnen sich als Subjekte und Partner. Gesundheit ist für beide die ständige Auseinandersetzung mit den äußeren und inneren Kräften, die auf den Menschen wirken. Sie ist kein andauernder Zustand, sondern ein dynamischer Prozeß. Krankheit ist immer ein körperliches, seelisches und soziales Ereignis. Sie ist Gefahr und Chance zugleich. Jedes Krankheitssymptom ist ein Zeichen, das Informationen enthält: über die individuelle Geschichte des Menschen und über die Gesellschaft, in der er lebt. Wenn sich bestimmte Krankheiten häufen, müssen die entsprechenden kränkenden Verhältnisse verändert werden.

Der künftigen Medizin wird immer bewußt sein, daß körperliches Befinden die Gefühle und Stimmungen beeinflußt – und umgekehrt. Sie weiß: Die Umgebung eines Menschen, seine soziokulturellen Verhältnisse können kränken. Und sie berücksichtigt die Botschaften, die kranke Menschen der Welt der Gesunden vermitteln.

Man kann sich natürlich fragen, warum es wichtig ist, sich über Theorien und Leitbilder der Medizin überhaupt Gedanken zu machen – ist nicht jede neue Entdeckung der Gentechnik, jedes frisch entwickelte mikroskopische Untersuchungsverfahren wichtiger für die Gesundheit der Menschen? Thure von Uexküll wendet sich zu Recht gegen den Gegensatz von ärztlicher Praxis und Theorie: »Es gibt keine Kunst ohne eine hinter ihr stehende Theorie.« Er erzählt die faszinierende Geschichte der unterschiedlichen Leitbilder der Medizin in den vergangenen zwei Jahrhunderten: Mechaniker, Philosophen, medizinische Spezialisten und humanistische Therapeuten stritten ebenso heftig um eine brauchbare Theorie, wie jetzt die etablierten Mediziner mit den Reformkräften. Heute stehen wir an der Schwelle eines neuen Zeitalters, das eine integrierte Theorie der Humanmedizin formulieren wird, die neue ärztliche Kunst ebenso ermöglicht wie Autonomie, Selbstbestimmung und Selbstverantwortung für kränkbare Menschen.

Offensichtlich ist die Kunst der Ärzte heute begrenzt, sonst dürften ihre Wartezimmer nicht voll sein mit Rückenkranken, Magenschmerz-Patienten und anderen, die offensichtlich unter Zivilisationskrankheiten leiden. Ein Grund für die begrenzten Möglichkeiten der Heilkunst ist die begrenzte medizinische Theorie. Erst wenn die zweite medizinische Revolution den »Klerus der Biokraten«, wie Ivan Illich schimpft, überwindet, wenn sie die erstarrte Theorie der Schulmedizin, die immer noch im Schlepptau der naturwissenschaftlichen Revolution der Physik hängt, meistert – »Dann kann Medizin wieder das werden, was sie im Grunde immer war: eine Zeichenlehre, die somatische, psychische und soziale Indizien zu einer, der direkten Erfahrung des Arztes unzugänglichen Wirklichkeit eines kranken Menschen, integriert.«

Die psychosomatische Medizin speist als zentrale Quelle bereits heute starke Veränderungen für eine zukünftige Medizin, die unsere Zivilisationskrankheiten bewältigen muß. Bei der psychosomatischen Medizin bleibt ärztliche Heilkunst in Theorie und Praxis nicht an den Grenzen von Leib und Seele, von Individuum und Gesellschaft hängen. Aber wir müssen diese Ansätze weiterentwickeln.

Wenn etwa Indizien einer Krankheit wie des Rücken- oder Magenleidens in Zellen, auf körperlicher und seelischer Ebene ebenso nachzuweisen sind wie in sozialen Gruppen oder in nationalen Kulturen, sollten wir unsere Schlüsse daraus ziehen. Ich plädiere also für eine Medizin, die den Zeichen der Krankheit umfassend, auf allen Ebenen nachspürt, Zusammenhänge aufzeigt und Kommunikationsprozesse anstößt. Dies ist eine neue ärztliche Kunst, die unsere Landkarten des Körpers und die Lagepläne der Seele in einen Globus der Gesundheit einbettet. Die Medizin der Zukunft wird als integrierte Medizin zur Kommunikations- und Beziehungsarbeit zwischen Leib und Seele, Individuum und Gesellschaft, Kultur und Natur. Ärzte und Wissenschaftler lernen, selbstbewußt zu ihrer Ohnmacht und bescheiden zu ihrer Macht zu stehen.

Aufbruch unterm Regenbogen

Die Gesundheitsbewegung entwirft eine Gegenwelt

Eine Intensivstation für jedes Dorf – sozial gerecht umsetzen, was Hochschulmedizin zur Verfügung stellt: Diese Vorstellung begeisterte mich und andere Medizinstudenten Anfang der 70er Jahre zu Beginn des Medizinstudiums sehr. Wir lernten sie kennen beim Marburger Kongreß »Medizin und gesellschaftlicher Fortschritt«, an dem gewerkschaftlich orientierte Kolleginnen und Kollegen teilnahmen, veranstaltet natürlich von linken und sozialdemokratisch orientierten Kollegen. Zehn Jahre später war klar: Diese Art von hilfloser Medizin durften wir gar nicht auf die Dörfer tragen. Aber die neuen Ideen in die Städte und Gemeinden. Parallel zur Frauen-, Friedens- und Ökologiebewegung entstand auch eine Gesundheitsbewegung mit Gesundheitsarbeitern, die bereits umgedacht hatten. Heute haben sich die 20.000 Berliner Ärzte aus Ost und West als erste mehrheitlich mit der Ärztekammer Berlin eine Selbstverwaltung gewählt, die vom Umdenken geprägt ist. Sie erhebt Gesundheitspolitik statt Standespolitik zum Programm.

Bundesweit erreichen die sogenannten oppositionellen Listen bei den Wahlen zu Landesärztekammern Ergebnisse zwischen 15 und 40 Prozent der Mandate. Doch vom Aufbruch bis heute hat die Gesundheitsbewegung ihr Bild von Medizin und Gesundheit immer wieder kritisch hinterfragt.

Anfang der 70er Jahre hatten wir linken Ärzte noch die Definition der Weltgesundheitsorganisation

(WHO) als Leitbild genommen: »Gesundheit ist der Zustand des völligen körperlichen, geistigen und sozialen Wohlbefindens und nicht nur das Freisein von Krankheit und Gebrechen.« Genügend Arztpraxen, und Krankenhäuser, Ambulatorien für Körper, Seele und Gemeinde, multiprofessionelle Teams im 24-Stunden-Einsatz – so stellten wir uns gesellschaftlichen Fortschritt vor. Wir Experten fürs Soziale schaffen die Gesundheit für die Bürger.

Verantwortungsvolle Fachleute, Ärzte, Psychologen, Sozialarbeiter, beherzte Krankenschwestern und Pfleger – alle Gesundheitsarbeiter sollten gemeinsam im öffentlichen Dienst für die Bürgerinnen und Bürger da sein: staatlich organisierte Biomedizin verknüpft mit psychologischer und sozialer Fürsorge für alle. Mehr Medizin schien mehr Gesundheit zu garantieren – ein naiver Glaube, der sehr schnell zerbrach. Eigentlich unterschieden wir uns kaum von den konservativen Standesfunktionären, die allerdings unter dem Deckmäntelchen des Patientenwohls hauptsächlich die Gesundheit ihres persönlichen Kontos und mehr Privilegien im Kopf hatten.

Aus unseren aufrechten Träumen wurde nichts. Nicht nur die Gesundheitspolitik der sozial-liberalen Koalition scheiterte an der bundesdeutschen Wirklichkeit. Der Lernprozeß nach '68 zwang uns alle zu der schmerzlichen Einsicht: Wir müssen uns von einem medizinischen Gesundheitsbegriff trennen, der Gesundheit als körperlichen und sozialen Normalzustand festlegt und Krankheit als Abweichung von der Norm begreift. Stop-Signale setzten Ivan Illich mit »Nemesis der Medizin« und Wolfgang Schmidtbauer mit »Die hilflosen Helfer«. Sie zeigten uns klar: Die Medizin als Wissenschaft und Institution sowie ihre Bediensteten stecken in einer Identitätskrise, weil sie Maß und Ziel nicht hinterfragen und die Bedeutung der Medizin überschätzen.

Neben der politischen Erkenntnis war aber still und bescheiden die alternative Praxis gereift, von der wir jetzt zehren konnten. Allerorten gab es soziale Experimente neuen Handelns von Ärzten und anderen Gesundheitsberufen in Gesundheitszentren, psychosozialen Kontakt – und Beratungsstellen, integrierten psychosomatischen Krankenhausstationen oder in Gemeinschaftspraxen. Von unten her hatte sich die Gesundheitsbewegung entwickelt. Sie vereinte Experten und Betroffene.

Im Mai 1980 setzte in Berlin die Gesundheitsbewegung den 1. Deutschen Gesundheitstag dem gleichzeitig tagenden Ärztetag entgegen. Kurzerhand und mit weichen Knien hatten wir die Deutschlandhalle für 10.000 Menschen gemietet, die dann tatsächlich kamen. Drei Tage lang wurde in über 400 Veranstaltungen ärztliche Theorien, praktische Erfahrungen und neue medizinische Konzepte diskutiert. Der Gesundheitstag 1980 war in erster Linie ein emotionales Erlebnis. Die Botschaft: Wir sind viele, und gemeinsam sind wir stärker.

Diese freundliche Gegenwelt machte die eigene ärztliche Alltagswelt wieder erträglicher und gab hoffnungsvolle Perspektiven für diejenigen, die bereits an Identitätskrisen litten. Der Gesundheitstag reagierte schon früh auf die sich zuspitzende Krise im Gesundheitswesen, das nicht nur finanziell im Dilemma steckte, sondern dem es in erster Linie an neuen Ideen und Mut zur Veränderung fehlte.

Die Teilnehmer am Gesundheitstag begehrten auf: gegen unmenschliche Arbeits- und Lebensbedingungen, gegen das verkrustete medizinische Versorgungssystem. Was wir vom Gesundheitsladen Berlin damals ausdrücklich betonten, nämlich daß wir keine Patentrezepte für eine neue Medizin, gar für ein neues System liefern könnten, stimmte. Im Vorwort zum Programm schrieben wir damals: »Wir kommen zusammen mit der Bereitschaft, die bisherigen professionellen Rollen radikal in Frage zu stellen, um eine Neubestimmung medizinischen und sozialen Handelns zu ermöglichen.« Während der Veranstaltung selbst hielt der Psychiater Klaus Dörner den Unterschied zu den konservativen Ärzten fest: »Der Unterschied zwischen Gesundheitstag und Ärztetag ist, daß wir sagen dürfen ›ich weiß nicht‹ und die sagen müssen ›ich weiß‹.«

Im Mittelpunkt stand die Frage, wie Ärzte sich vor den zunehmenden Widersprüchen zwischen ihrem beruflichen Alltag, den von ihnen mitgeschaffenen Institutionen einerseits und der immer stärker erlebten eigenen Hilflosigkeit schützen könnten. Beim parallel laufenden konservativen Deutschen Ärztetag gab es andere Probleme, wie sie der damalige Präsident der Berliner Ärztekammer, der ehemalige hohe NS-Offizier Wilhelm Hein, in seiner Eröffnungsrede benannte: »Möge der deutsche Ärztetag dazu beitragen, (...) das Bild des Arztes in der Öffentlichkeit zu dem zu prägen, was es eigentlich darstellen soll: Helfer der Menschheit.« Ein entsprechendes Bild wollten die Ärzte der Öffentlichkeit vermitteln – was sie wirklich anstrebten, zeigte unter anderem die Forderung des sogenannten Deutschen Ärzteparlaments nach Selbstbeteiligung der Patienten an den Behandlungskosten. Sie kämpften um Statuserhaltung, materielle Vorteile und versteckten die – oft gar nicht wahrgenommene – Hilflosigkeit hinter dem Samariter-Mythos.

Währenddessen diskutierten wir auf dem Gesundheitstag, daß die Ärzte mit der Rolle des Richters über Gesundheit und Krankheit überfordert seien, daß diese Rolle die Gefahr zur anmaßenden Beurteilung zwischen lebenswert und lebensunwert berge. Ein weiterer Schwerpunkt war die Klage von Ärzten und Patienten, Schwestern und Pflegern, Kranken wie Gesunden: Die medizinischen Institutionen seien unmenschlich geworden, geprägt von hierarchischen Abhängigkeiten, gefühllosen Objektbeziehungen und unerträglicher Konkurrenz. Sie machten die hilflosen Helfer krank. Verstärkt wurden die Selbstzweifel der kritischen Helfer durch das wachsende Mißtrauen in der Bevölkerung gegenüber der Medizin, denn die Menschen empfanden durchaus die wachsende Kluft zwischen medizinischem Handeln und ihren Sorgen, Nöten und Bedürfnissen.

Immer mehr Helfer suchten nach Alternativen. Und wir mußten uns fragen: Führt die Enteignung der Gesundheit durch die Experten, die Ivan Illich konstatierte, zur Aneignung der Gesundheit für die Experten? Der Psycho-Boom jener Jahre – er war gewiß eine nötige Reaktion auf lange verdrängte psychosoziale Kränkungen, aber er drückte auch die besondere Krise der professionellen Helfer aus.

Zwischen naturwissenschaftlich ausgebildeten und schulmedizinisch arbeitenden Ärzten sowie Psychotherapeuten entstand eine Kluft: »Wer ist die wichtigere Profession bei der Krankheitsbekämpfung?« lautete die im Raum stehende Frage. Manche Schulmediziner allerdings reagierten nicht mit Abgrenzung, im Gegenteil: Sie eigneten sich ebenfalls psychotherapeutisches Wissen und Behandlungsfähigkeit an, um ihre Helfermöglichkeiten zu erweitern. Doch sie blieben weiter getrieben von der Vorstellung, besser als der Patient zu wissen, was diesem guttut. Die Krise der Helfer zeigte sich auch in anderen Orientierungsversuchen. Die Naturheilkunde erblühte, Ärzte interessierten sich verstärkt für Medizin in der Dritten Welt, manche zogen sich in ihre soziale Nische zurück.

Der Gesundheitstag 1980 war deutlich noch eine Palastrevolution im morschen Gebäude einer zerbrechenden Medizineraristokratie. Beteiligt waren hauptsächlich Experten, Laien weniger. Die professionellen Helfer hatten sich hauptsächlich damit beschäftigt, ihre eigene schwierige Situation zu bewältigen.

Die Selbsthilfebewegug war bereits präsent. Der Hamburger Gesundheitstag ein Jahr später widmete ihr sogar einen eigenen Schwerpunkt. Nach dem 1. Deutschen Gesundheitstag 1980 entstanden nach dem Berliner Vorbild des Gesundheitsladens mehr als 40 dieser Einrichtungen in allen größeren Städten. Sie versuchten als Informations- und Kommunikationszentren, die aufeinanderzustrebenden Elemente zu verknüpfen.

Wir fragten uns, ob wir die alte Expertenherrschaft mit besseren Methoden verteidigen dürften – oder ob die menschlichen Grenzen und Zwänge der Expertenrollen überwunden werden sollten. Der Aufstand gegen das Valiumzeitalter wurde propagiert: Menschen sollten nicht länger gegenüber ihrer eigenen Gesundheit oder Krankheit abhängig gehalten werden. Autonomie hieß das Schlagwort in der Gesundheits- wie auch in anderen Emanzipationsbewegungen. Die Grenzen waren fließend: Die Frauenbewegung eroberte sich die von Medizinern (und Politikern) okkupierte Schwangerschaft in ihrem Kampf gegen den § 218 zurück (»Mein Bauch gehört mir«). Frauen eigneten sich Selbstuntersuchungstechniken wieder an und lösten so den eigenen Körper aus der Abhängigkeit von der Medizin.

Es bewahrheitete sich, was damals zu spüren war. Der Gesundheitstag 1980 war symbolischer Aufbruch für eine Gesundheitsbewegung, die medizinisches und soziales Handeln seitdem neu definiert hat und in vielen kleinen Schritten daran arbeitet, dies umzusetzen. Die Therapie fürs Gesundheitswesen hatte begonnen. Der Hamburger Gesundheitstag im Folgejahr war mit 18.000 Teilnehmern ein Höhepunkt der Gesundheitsbewegung: Es herrschte Aufbruchsstimmung. Im Vorwort des Kongreßprogramms schlug sich das so nieder: »Wir weigern uns, den untauglichen Rezepten unserer ›weißen‹ Väter neue oder alternative hinzuzufügen. Wir weigern uns, Gesundheit als Ziel zu definieren, das von uns stellvertretend für andere gesetzt wird. Es gibt viele Arten von Gesundheit wie Formen von Schönheit oder Glück, genauso gibt es viele Wege zur Gesundheit und verschiedene Formen des Widerstands gegen deren Bedrohung. Wir finden unseren Weg in unserem Alltag: Wir überwinden die Grenzen oder die Konkurrenz zwischen den Berufsgruppen und die Entfernung zwischen Experten und Laien. Wir lernen voneinander und helfen uns gegenseitig.«

Die gesundheitsbewegten Experten sahen ein: Sie müssen den »Helfer der Menschheit« verabschieden. Übrig bleibt das Problem: Wie können Menschen lernen, die Verantwortung für eigene Gesundheit oder Krankheit zu übernehmen, wenn sie traditionell daran gewöhnt sind, Ratschläge der Schulmediziner zu befolgen und die Eigenverantwortung an den Arzt abzugeben? In einem ständigen Diskussionsprozeß entwickelten wir ein neues Arztverständnis: Der Arzt begleitet den Patienten und hilft ihm auf dem Weg zu mehr Autonomie im Umgang mit Gesundheit und Krankheit. Arzt sein heißt, Menschen in schwieriger Lage zu begleiten und ihnen eine sichere Beziehung zu bieten.

Das Umdenken weiter Teile der Ärzteschaft schlug sich auch in der berufsständischen Politik nieder: Bereits 1982 erreichte die »Fraktion Gesundheit« bei den Wahlen zur Berliner Ärztekammer 38,2 Prozent der Wählerstimmen. In der Landesärztekammer sind alle Ärztinnen und Ärzte eines Bundeslandes zusammengeschlossen. Die Berliner »Fraktion Gesundheit« bildete mit Abstand die größte Fraktion neben den Fraktionen der »Chefärzte«, der »Fachärzte«, der »Amtsärzte« und der »Hausärzte«. Sie legte sich damals schon fest auf Gesundheitspolitik statt Standespolitik. 1986 stellte sie bereits die Hälfte der Abgeordneten, erstmals in der Geschichte der ärztlichen Standespolitik konnte sich ein »linker« Vorstand einer Landesärztekammer durchsetzen. Dies war ein wichtiger Wendepunkt für den vorher durchweg konservativ bestimmten Ärztestand.

Berlin sei die Stadt, die neue und kommende Entwicklungen frühzeitig aufzeige, erklärte nicht etwa ein Sprecher der Gesundheitsbewegten, sondern der Berliner Gesundheitssenator Ulf Fink, CDU. Die rot-grüne Koalition von 1989 war noch nicht in Sicht, Fink aber wußte die alternativen Projekte in seine Politik zu integrieren und Fördermittel der Stadt flossen in innovative Selbsthilfegruppen, in Einrichtungen wie das Geburtshaus, freie Sozialstationen und Kontaktstellen für Verrückte und Dicke.

Praktische »andere« Medizin im Sinne der Gesundheitsbewegung gibt es in vielfältigen Formen: Da sind unter anderem die unterschiedlichen Modelle integrierter psychosomatischer Medizin. Auch ein – allerdings damals weitgehend gescheiterter – Versuch wie die Berliner City-Hilfe gehört dazu. Anfang der 80er Jahre hatten Ärzte, Schwestern, Therapeuten, Sozialarbeiter, Architekten und Mitarbeiter von Selbsthilfegruppen versucht, ein von Schließung bedrohtes Unfall-Krankenhaus in ein Haus mit umfassender Gesundheitsversorgung umzuwandeln. Es sollte die drei Grundleistungen für Gesundheitssicherung, also medizinische Hilfe, psychosoziale Hilfe, Selbst- und Nachbarschaftshilfe anbieten. Geplant war: Alle Beteiligten arbeiten auch inhaltlich gleichberechtigt zusammen. Alle Angebote sollten sich nach den tatsächlichen Gesundheitsproblemen und -fragen der Berlinerinnen und Berliner im Einzugsgebiet der City-Hilfe richten.

Vorgesehen war unter anderem: Eine Erste-Hilfe-Stelle bietet rund um die Uhr ärztliche und psychotherapeutische Hilfe an. Wem seelische Belastungen über den Kopf wachsen, der wendet sich an die sogenannte Krisenintervention. Sie unterstützt Hilfesuchende zusammen mit einer Gemeinschaftspraxis von Kassenärzten und Psychotherapeuten. Eine Sozialstation hilft bei den Verrichtungen des täglichen Lebens und bietet gleichzeitig Pflegewohnungen, therapeutische Wohngemeinschaften und eine Tagesklinik für ältere Menschen.

Unter dem Dach der City-Hilfe sollten soziale Beratungsdienste bei Problemen helfen, die viele Menschen krank machen: Wohnungsprobleme, Überschuldung, Erziehungsprobleme, um nur einige zu nennen. Auch Handwerkerkollektive sollten hier vermittelt werden, die eine Wohnung behindertengerecht umbauen können.

Für die bereits vorhandenen Berliner Selbsthilfegruppen wurden selbstverwaltete, zentral gelegene Räume geplant. Auch eine »Volkshochschule Gesundheit« hätte unter dem Dach der City-Hilfe Kurse von »Richtige Ernährung« bis »Streßbewältigung für Kinder« anbieten können. Für alle offen sollten sein ein Cafe, eine Bibliothek, ein Fotolabor, die ehemaligen Werkstätten des Krankenhauses und alles, was sich als Treffpunkt eignet.

Kurz: Alle bereits vorhandenen Angebote der Region hätten einbezogen werden können. Die City-Hilfe wollte gesundheitliche und soziale Vorsorge, Versorgung und Nachsorge bieten und Kontakte zwischen Experten und Laien schaffen: ein Netz, das den einzelnen dabei unterstützt, eigenverantwortlich mit sich und seiner Gesundheit umzugehen.

Öffentlich diskutiert wurde über die City-Hilfe reichlich – aber verwirklicht wurde sie nicht. Zu deutlich zeigte sie, woran die »normale« gesundheitliche und soziale Versorgung krankt. Dem Berliner CDU-Senat fehlte der politische Mut für das Modell-Projekt. Die Krankenkassen fürchteten neue Ansprüche von Versicherten: Was, wenn die Hilfe von Psychologen fordern, und die Kassen zahlen sollen? Die Standesorganisationen der Ärzte sahen ihre Wirkungsbereiche angekratzt. Und die beteiligten Alternativprojekte der Berliner Gesundheitsszene? Viele bekamen Angst vor der eigenen Courage. Die damals ungewohnten großen Dimensionen ohne gesicherte Verwaltung und Organisation – das schreckte. Immerhin wurde eine Selbsthilfe-, Kontakt- und Beratungsstelle eingerichtet, die heute bundesweit beispielgebend ist. Die ebenfalls eingerichtete Erste-Hilfe-Stelle der Kassenärztlichen Vereinigung wurde zur modellhaften Vorzeigeeinrichtung der Berliner Kassenärzte.

Auch die Reformklinik Krankenhaus Herdecke, schon 1969 als anthroposophisches Krankenhaus gegründet, ist in ihrer Arbeit den Vorstellungen der Gesundheitsbewegung nahe. In Herdecke steht der Patient als ganzheitliche Person im Mittelpunkt, gibt es keine Chefarztpfründe. Teamstrukturen bestimmen die tägliche Arbeit und schaffen eine warme und freundliche, die Heilung fördernde Atmosphäre, die sich von der kalten Sterilität herkömmlicher Krankenhäuser wohltuend unterscheidet. In letzteren ist Wärme und Zuneigung nur noch abhängig von einzelnen, aufopferungsvoll gegen Systemzwänge tätigen Mitarbeitern.

Parallel zur Gesundheitsbewegung in Deutschland hatte sich auch auf europäischer Ebene in den 80er Jahren vieles getan. Die Mitgliedsstaaten der europäischen Region der Weltgesundheitsorganisation (WHO) formulierten 1980 ein gemeinsames Konzept für Gesundheitspolitik, eine Strategie mit dem Ziel »Gesundheit für alle bis zum Jahr 2000«.

Sie thematisierten Lebensweise und Gesundheit, Risikofaktoren für die Gesundheit und die Umwelt, sie forderten einen Wandel in den Gesundheitsversorgungssystemen der Länder und für all' das auch entsprechende politische, verwaltungstechnische, personelle und forschungsbezogene Unterstützung.

Die Regionalstrategie wirkte wie Sauerteig auf die Diskussion in der europäischen gesundheitspolitischen Fachwelt. Die reichen europäischen Länder sollten mit ihrer langjährigen Erfahrung eine Vorreiterrolle übernehmen und neue Wege suchen, um die weltweiten Gesundheitsprobleme zu lösen und bestehende Ungerechtigkeit abzubauen.

Im November 1986 wurde auf der ersten internationalen Konferenz zur Gesundheitsförderung die »Ottawa-Charta zur Gesundheitsförderung« verabschiedet. Sie setzte auf selbstbestimmte Gesundheit für alle Menschen und forderte, daß alle Politikbereiche dafür wirken sollten. Die Charta ist ein gesundheitspolitisches Manifest, das zugegebenermaßen sehr abstrakt die Erfahrungen der Industriegesellschaft und die wissenschaftlichen Erkenntnisse zu einer politischen Strategie bündelt. Sie dokumentiert den grundlegenden Paradigmen-Wechsel, die grundlegende Neuorientierung der Gesundheitspolitik. Gesundheitsförderung wird als Prozeß verstanden, der allen Menschen mehr Selbstbestimmung über ihre Gesundheit ermöglicht und damit Gesundheit stärkt. Um ein umfassendes körperliches, seelisches und soziales Wohlbefinden zu erlangen, ist es notwendig, daß sowohl einzelne als auch Gruppen ihre Bedürfnisse befriedigen, ihre Wünsche und Hoffnungen wahrnehmen und verwirklichen sowie ihre Umwelt meistern beziehungsweise sie verändern können. Gesundheit ist als positives Konzept ein wesentlicher Bestandteil des alltäglichen Lebens. Für Gesundheitsförderung sind alle Politikbereiche verantwortlich.

Die neue Programmatik setzte nicht mehr auf Expertenmacht, sondern auf den gleichberechtigten Dialog zwischen Bürgern und fachkundigen Helfern. »Gesundheit wird von Menschen in ihrer alltäglichen Umwelt geschaffen und gelebt.« Die Abkehr vom medizinischen, körperorientierten Modell der Gesundheitsversorgung war formuliert. Das Zeitalter beginnt, in dem Medizin nicht mehr allein als Reparatur kranker Körper oder kranker Seelen verstanden wird, sondern als soziokultureller und gemeinschaftlicher Beitrag zur Hilfe für Kranke und Schwache und zur Veränderung in der Gesellschaft. Langsamer als es der Opposition in der originären Politik gelungen ist, haben gesundheitsbewegte Ärzte sich in den berufsständischen Selbstverwaltungskörperschaften Raum erobern können. Aber die neuen Lotsen orientieren sich im Gesundheitssystem am Gesundheits-Globus und bewerten Krankheit im globalen Wirkungsgefüge menschlichen Lebens. Manche konservativen Funktionäre können sich den neuen, vernünftigen Ideen nicht entziehen und fangen – ungewollt – an, ebenfalls umzudenken.

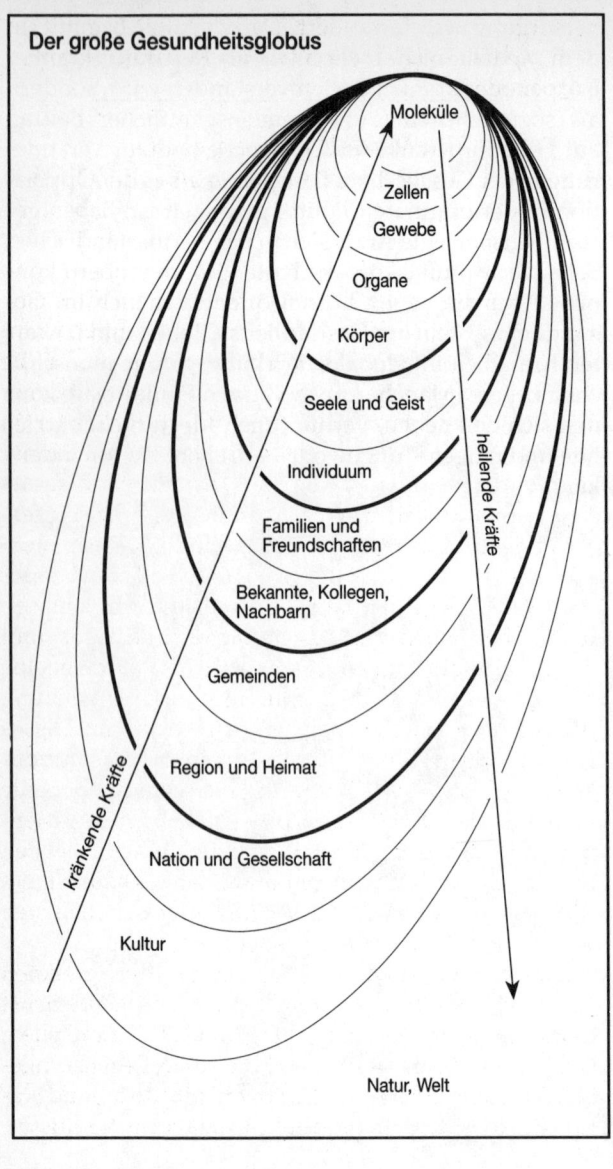

Der Gesundheits-Globus

Ein Modell für vernetztes Denken und Handeln

Die kranken Magenzellen von Ömer F. erzählen eine Geschichte. Sie erzählen die Geschichte einer Kränkung, die mehr ist als ein zu hoher Säurespiegel, die mehr ist, als ein Körperdefekt. Sie erzählen von Ömer F.s anstrengender Schicht als Straßenbauarbeiter in Mannheim, von seinem Zehn-Quadratmeter-Zimmer im Wohnheim und den Kollegen, die dem Mohammedaner immer wieder gerne Rum in den Tee schütten. Sie berichten auch von Frau und Kindern, die manchmal aus Ost-Anatolien bunte Fotos schicken. Aber der Arzt von Ömer F. hat kein Ohr für diese kranken Zellen. Dabei haben wissenschaftliche Erkenntnis und ärztliche Erfahrung längst bewiesen, daß der einzelne Mensch mit seiner Geschichte und seiner Umgebung in einem dynamischen Beziehungsgefüge steht. Dieses Kommunikationsnetz macht vor dem Organismus des Menschen nicht halt: Selbst eine defekte Körperzelle berichtet von der Störung der Außenwelt des Menschen. Die Medizin allerdings, wie sie heute in den meisten unserer Arztpraxen und Krankenhäusern betrieben wird, leugnet die Verquickung der kleinsten Teile unserer Welt mit den großen.

Dieser Gesundheits-Globus ordnet den globalen Raum, in dem die Gesundheit des Menschen wächst und seine Krankheit entsteht. Er hat Platz für Zellen, Körper und Seele des Menschen, seine Lebensumgebung, eigene und fremde Nationen, für Kultur und Natur, für die Welt. Individuelle genetische Voraussetzungen des Menschen und physikalisch-biologische Einflüsse wie Gifte, Bakterien oder Umweltgefahren lassen sich ebenso einordnen wie seelische Einflüsse, so etwa Lieblosigkeit oder Heimatverlust, Geborgenheit in sozialen Gruppen, das Vertrauen in Gemeinschaft oder die Glaubwürdigkeit und Freundlichkeit politischer Kulturen. Ein kommunikatives Gewebe von heilenden und kränkenden Kräften oder Energien durchzieht diese Weltkugel.

Der Globus zeigt: Alles hängt mit allem zusammen. Die Medizin muß als sinnvollen Ansatzpunkt für ihre weiteren Bemühungen den Menschen ausmachen, der nicht mehr als Summe seiner Zellen gesehen werden darf, sondern als verletzliches Individuum, als Mittler zwischen seinem eigenen Innern und dem Außen. Erstmals ging mir dieses Globus-Modell 1980 durch den Kopf, als ich Thure von Uexkülls Buch »Grundfragen der psychosomatischen Medizin« zum wiederholten Male las. Meine kleine Skizze von damals erkannte ich vor zwei Jahren wieder in einem Schaubild von George L. Engel, der mit mehr wissenschaftlicher Gründlichkeit schon vor über zehn Jahren Vernetzungen von Gesundheit und Krankheit beschrieben hatte. Der Gedanke an einen vernetzten Globus beschäftigte mich lange, und tatsächlich finden darin alle körperlichen, seelischen, sozialen und kulturellen Bedingungen des Menschen ihren Platz, lassen sich kränkende und heilende Ströme lokalisieren, Grenzen beschreiben und Brücken zwischen den Problemfeldern schlagen.

Grundlegend ist die Grenze zwischen Materie und Geist, die von der theoretischen Physik schon längst überschritten wurde, und zwar mit der speziellen Relativitätstheorie Albert Einsteins von 1905 und der Quantentheorie von Niels Bohr und Werner Heisenberg. Die Naturwissenschaften wurden dadurch erschüttert. Sie mußten die subjektiven Aspekte der Welt anerkennen. Unverrückbare »Bausteine« der Natur konnte es nicht länger geben, wissenschaftliche Objektivität erwies sich als Illusion. Materie sei etwas, dessen eigentliches Wesen vom Bewußtsein des Menschen abhänge, der sie beobachte, beschrieb Heisenberg das neue Wissen über die Natur. Die Erkenntnisse der Physik zeigen eine Einheit zwischen Bewußtsein und Materie, und damit auch zwischen Mensch und Welt.

Mediziner allerdings erheben für ihre Wissenschaft merkwürdigerweise noch immer den Anspruch der Objektivität – und machen sie damit schon fast zur Religion. Dabei möchte die Medizin so gerne zu den Naturwissenschaften gehören. Aber den Erkenntnissen der theoretischen Physik mag konservative Medizin nicht folgen, sie hängt noch immer einem mechanistischen Menschenbild an. Wo käme sie hin, würde sie akzeptieren, daß die Vorstellungen des Beobachters großen Einfluß haben auf das, was er bei seinen Beobachtungen feststellt.

Aber immer mehr Mediziner erkennen an, daß Körper und Seele eine dynamische, nicht trennbare Einheit bilden, und daß ebenso Mensch und Welt miteinander verbunden sind. Zugegeben, wir sind noch dabei, den inneren Zusammenklang zwischen Geist und Körper zu enträtseln und wissenschaftlich faßbar zu machen. Auch die Frage, wie individuelle Zellen und Organe über den Menschen in Verbindung stehen mit der globalen Kultur werden erst spätere Medizinergenerationen entschlüsseln. Aber das sollte uns nicht daran hindern, darüber nachzudenken und ein grobes Modell zu entwickeln.

Beginnen wir mit dem Aufbau der Schichten: Die kleinsten Einheiten des Gesundheits-Globus' sind die Moleküle, die wiederum Zellen bilden, die sich zu Geweben im menschlichen Körper vereinen. Diese Gewebe sind Bestandteil der Organe, die den Körper ausmachen. Ist der Körper noch relativ leicht faßbar, so ist es mit Seele oder Geist schon schwerer, aber sie zusammen machen aus, was wir als Individuum, Person oder Mensch wahrnehmen.

Dieser Mensch steht nicht isoliert in der Welt: Seine nächsten Bezugspersonen sind Partner, Familie und Freunde. Dieser enge Kreis ist eingebettet in das Netz der Kollegen, Nachbarn und Bekannten. Schon relativ abstrakt, aber immer noch mit Auswirkung auf unser tägliches Leben, ist die Gemeinde. Wir spüren sie spätestens dann, wenn sie aus unserer Straße eine verkehrsberuhigte Zone macht und wir darum zum Parkplatz weiter laufen müssen.

Region und Heimat nehmen wir eher gefühlsmäßig wahr. Was darüber im Lokalteil unserer Zeitung steht, lesen wir, auch wenn es uns nicht direkt betrifft. Wir empfinden Zugehörigkeit und Unterschiede, auch in der Mentalität. Wer wollte leugnen, daß Bayern und Norddeutsche einen Temperamentsunterschied zeigen, wenn der Bayer beim Eintritt ins Gasthaus die Nähe der anderen Gäste sucht, das Nordlicht dagegen eher abseits sitzen möchte.

Ähnlich sieht es aus mit Nation und Gesellschaft, zu der wir gehören. Sie interessiert uns hauptsächlich in Abgrenzung zu anderen Nationen und Gesellschaften. Das Lebensgefühl der Italiener und Franzosen unterscheidet sich von dem der Deutschen. Es gibt so etwas wie einen Nationalcharakter, und sogar die »Lieblingskrankheiten« der Nationen unterscheiden sich: Deutsche leiden romantisch am Herzen, Franzosen lebenslustig an der durch Essen und Trinken gekränkten Leber.

Global ist für uns natürlich die Natur von Interesse, denn sie ist nicht nur unser Lebensraum, sondern auch der unserer Enkelgenerationen. Daß wir durchaus ein Welt-Empfinden haben, verraten wir immer dann, wenn wir uns bei der Lektüre von Artikeln über unbekannte Flugobjekte ertappen lassen. Gibt es sie vielleicht doch, die außerirdischen Lebenswelten?

Wir kennen die Bilder der Welt aus Astronauten-Perspektive, und wir spüren, wie verletztlich diese Welt ist.

Soweit der kurze Abriß der verschiedenen Ereignis-Sphären des Gesundheits-Globus. Für ganzheitlich denkende Menschen, etwa die der Lehre Rudolf Steiners folgenden Anthroposophen oder die Anhänger der asiatischen Lehre von Ying und Yang, sind alle Teile der Lebenswirklichkeit, Materie und Geist miteinander verbunden. Teilchenforscher und Molekularbiologen scheinen bei ihren Forschungen über unsere kleinsten Welten ebenfalls zu Erkenntnissen zu kommen, die über das bloße Wissen um die Zusammensetzung von Materie hinausgehen. Der Physiker H.P. Dürr schildert diese Faszination: »Beim Abstieg aus unserer Lebenswelt in die Mikrowelt verlieren (...) die materiellen Objekte unseres Alltags schrittweise eine Eigenschaft nach der anderen, so daß am Ende nur etwas übrigbleibt, was kaum mehr der Materie ähnelt, sondern eher mit Gestalt zu tun hat oder gar an die Offenheit des Geistigen erinnert.« Er versucht, die veränderte Sicht der Dinge zu beschreiben: Es gibt eine Verbindung zwischen Geist und Molekülen. Wir leben in einem kommunikativen Beziehungsgeflecht, wo eben alles mit allem zusammenschwingt.

Altmodische Naturwissenschaftler tun dies ab. Sie werden auch der in den vergangen Jahren immer stärker werdenden Esoterik-Bewegung keine Bedeutung beimessen. Dabei zeigt das wachsende Interesse der Menschen an übersinnlichen Phänomenen, an schwer erklärbaren Zusammenhängen zwischen körperlichen und seelischen Reaktionen, daß sie genug haben von einem Menschenbild, welches uns als bloße Summe verschiedenster chemischer Stoffe sieht. Selbst wenn das Anbranden der Esoterik-Welle auch eine Mode-Erscheinung ist, muß man sie als Kritik und Bedürfnis anerkennen.

Klare Trennung zwischen Gesundheit und Krankheit gibt es nur in der alten Theorie, nicht im wirklichen Leben. Zum Leben gehört Werden und Vergehen, Wachstum und Veränderung. Das Globus-Modell zeigt die inneren und äußeren Verhältnisse des Menschen. Innen körperliche, außen zwischenmenschliche, gesellschaftliche, globale. Wenn es gelingt, die Verhältnisse glücklich zu vereinen, wird sich der Mensch gesund fühlen. Sind sie für ihn persönlich aus dem Gleichgewicht, reagiert er mit Krankheit. Diese Krankheit entsteht mitten aus dem Leben. Krankheit nur körperlich zu erklären ist genauso falsch wie die Meinung, alle Krankheit sei seelisch bedingt. Außerdem wollen wir Krankheit nicht als Fluch, sondern auch als Möglichkeit sehen: Sie birgt die Chance, Lebenszusammenhänge zu erkennen und daraus Konsequenzen zu ziehen. Nicht selten ändern Menschen nach lebensbedrohenden Krankheiten wie Krebs oder Herzinfarkt ihre gesamte Lebensplanung.

Zwischen Krankheit und Gesundheit vermittelt die Heilung. Sie ist der Versuch, das dynamische Wechselspiel aller Kräfte und Elemente im und um den Menschen in ein neues, mit stärkerer Harmonie ausgestattetes Gleichgewicht zu bringen. Auf jeden Menschen wirken heilende Kräfte, die Gesundheit fördern, und kränkende Kräfte, die sie beeinträchtigen.

Fördernde Kräfte können der Rückhalt in der Familie, die Zufriedenheit durch ein erfüllendes Hobby sein. Kränkend kann die Situation am Arbeitsplatz wirken, ebenso die Belastung durch UV-Strahlen, die uns immer stärker schädigen, weil wir durch Umweltsünden die schützende Ozonschicht der Erde zerstören. Körperzellen der Haut reagieren auf die Strahlung verstärkt mit Krebs. In Australien müssen mittlerweile zwei Drittel der Menschen damit rechnen, einmal im Leben an ernsten Hautschäden oder sogar -krebs zu leiden. Wir empfinden verstärkt Unbehagen

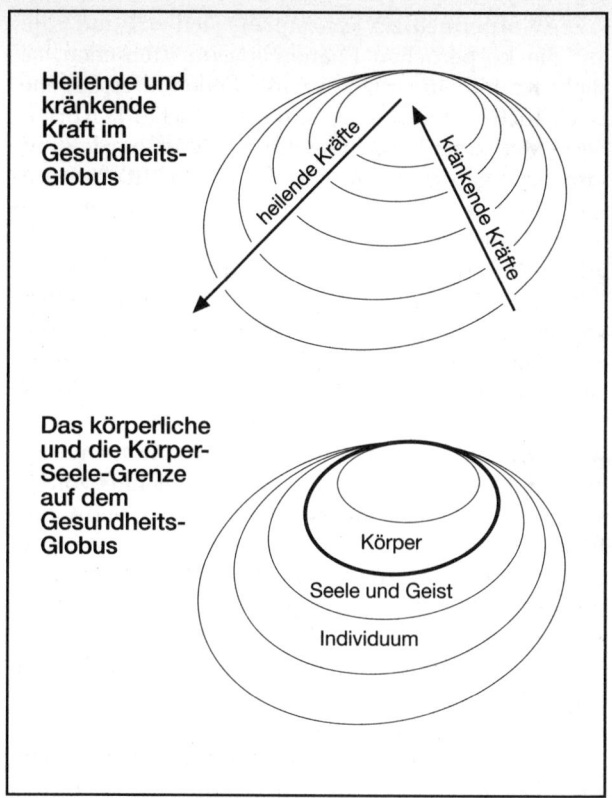

bei jedem Sonnenbad, ärgern uns vielleicht, daß wir uns im verdienten Urlaub mit Sonnenschutzfragen herumärgern, an die wir früher kaum gedacht haben. Und auch diese Gedanken wirken auf unser allgemeines Wohlbefinden, das wiederum mit dafür verantwortlich ist, ob wir krank werden. Das UV-Beispiel zeigt: Die weltweite Verwendung von Fluorkohlenwasserstoffen (FCKW), die auf den ersten Blick kaum etwas mit Gesundheit zu tun haben, birgt Konsequenzen für jeden einzelnen.

Die Körpermedizin konzentriert sich voll und ganz auf die körperlichen Phänomene im Menschen, sie sucht Krankheitserreger, kranke Zellen oder Organe. Doch auch hartgesottene, naturwissenschaftlich orientierte Mediziner können heute nicht leugnen, daß Einsamkeit, Unzufriedenheit, Streß oder ein Mißerfolg unsere körpereigenen Abwehrkräfte schwächen. Genauso können Freude, Geborgenheit und gute Laune unsere Abwehrkräfte, unser Immunsystem stärken.

Für ein gestärktes oder geschwächtes Immunsystem spielen Hormone eine Rolle. Ihre Ausschüttung steht in Kontakt mit Seele oder Geist, wissenschaftlich belegt ist die Steuerung vom Gehirn. Es findet also eine Kommuniktion statt zwischen Zelle, Seele und Außenwelt. Solange die Kommunikation gut läuft, sind wir gesund. Krankheit dagegen ist gekennzeichnet von gestörter Kommunikation zwischen Körper und Geist. Biologisch-chemische Vorgänge kommen sich mit psychisch-sozialen in die Quere. Krankheiten sind also wie gesagt nie rein körperlich oder rein seelisch. Sie sind immer ein Ereignis mit körperlichen, seelischen und sozialen Aspekten. Die körperliche Konstitution, Erbanlagen spielen eine Rolle, aber auch Biographie und seelische Verhältnisse.

Spannende Ergebnisse über die Wechselwirkungen zwischen Immunsystem und Gehirn, also zwischen biochemischen Veränderungen in Zellen und Gedanken, Gefühlen liefern jetzt Molekularbiologen, Immunologen und Neurologen. Psychiater und Psychologen arbeiten mit Biochemikern und -physikern zusammen, um die Informationsnetze zwischen Körper und Seele zu entschlüsseln. Das Forschungsgebiet Psychoneuroimmunologie ist mit noch nicht mal 20 Jahren jung und wird insbesondere in den USA betrieben. Erste Ergebnisse sind beeindruckend und ein Schlag ins Gesicht für jeden, der an einfache Zusammenhänge von chemischer Ursache und chemischer Auswirkung glaubt. In der Naturwissenschaft gibt es Ursache und Wirkung längst nicht mehr. Es gibt Wirkungsgeflechte und Ereignisnetze, die heilende oder kränkende Energie verstärken.

Nehmen wir eine gängige Situation, in der Streß auftritt: die Prüfung. An der Ohio State Universität wurde Studenten vor und während verschiedener Prüfungen Blut abgenommen, außerdem füllten sie psychologische Fragebögen aus. Die Blutuntersuchung zeigte: Während des Examens war die Aktivität der sogenannten Killerzellen im Blut geringer als sonst, die Zahl der Helferzellen sank. Beide sind wichtig für ein starkes Immunsystem des Körpers, das Krankheiten abwehren kann. Außerdem zeigte sich im Blut der Studenten, daß ein latent vorhandenes Herpes-Virus unter dem Prüfungsstreß aktiver wurde. Streß führt also dazu, daß die Anfälligkeit für Infektionskrankheiten steigt.

Zusätzlich zeigte sich durch die Auswertung der Fragebogen, daß Studenten mit schlechten sozialen Kontakten ein schwächeres Immunsystem hatten als Studenten mit intaktem sozialen Umfeld.

Wir könnten hier viele ähnliche Beispiele aufzählen, wollen aber nur noch eins für die Wirkung der nahen Umgebung und eins für die Wichtigkeit auch der ferneren Globus-Schichten für die Seele und somit den Körper nennen. Stirbt bei langjährig verheirateten Paaren einer der Partner, lebt auch der zurückgebliebene häufig nicht mehr lange. Nach dem Tod ihrer Ehefrauen lag die Sterblichkeit ihrer Witwer ein halbes Jahr nach dem schmerzlichen Verlust um 40 Prozent höher als bei verheirateten Männern gleichen Alters. Die nach dem Tod des Partners allein Lebenden leiden häufiger an psychischen Erkrankungen, Herzschmerzen, Bluthochdruck oder Krebs als Menschen ohne Verlust der Bezugsperson. Ihr Immunsystem ist nachweislich geschwächt. Eine aufmerksame, ganzheit-

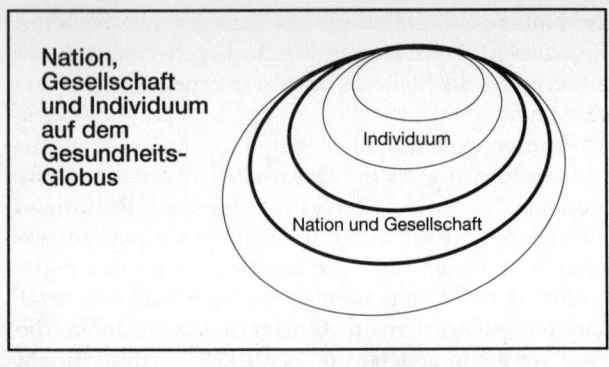

liche Medizin wird ein solches Wissen um die kränkenden Kräfte berücksichtigen, und nicht erst einschreiten, wenn das Immunsystem zusammenbricht. Ärzte müssen als aufmerksame Begleiter der Menschen in ihrem selbständigen Leben einschätzen, wie es um deren Sicherheitsnetz bestellt ist, und notfalls helfend zur Seite stehen. Im Falle der Witwer könnte das heißen: psychosoziale Betreuung, Kontakte vermitteln, die kränkenden Kräften entgegenwirken.

Wie wichtig neben dem persönlichen Lebensumfeld und den sozialen Verhältnissen in einer Gesellschaft auch die kulturellen Besonderheiten sind, wird deutlich an der Heimatkrankheit. Seit Beginn unseres Jahrhunderts weiß die Medizin vor allem aus den klassischen Einwanderungsländern USA und Kanada, daß Zuwanderer häufig erkranken. Symptome sind zum Beispiel depressive Traurigkeit, Schlaf- und Eßstörungen, Angstzustände, diffuse, unerklärliche Schmerzen und weitere Erscheinungen, die selbstverständlich psychisch oder psychosomatisch bedingt sind.

Diese Zusammenhänge bestätigen auch Untersuchungen bei Gastarbeitern in Deutschland: Von einer Gruppe türkischer Männer, die gesund in Mannheim angekommen waren, litten nach drei Monaten in

Deutschland 20 Prozent an depressiven Syndromen, 4 Prozent hatten psychosomatische Beschwerden. Nach anderthalb Jahren litten bereits 18 Prozent unter psychosomatischen Krankheiten, 15 Prozent unter depressiven Verstimmungen.

Ärzte, die Ausländer betreuen, bestätigen, daß kaum ein türkischer Arbeitnehmer lange Zeit in Deutschland leben kann, ohne an irgendeiner Form von Magenkrankheit zu leiden. Der psychosomatisch geschulte Arzt müßte am Schleimhautepitel des Magens mehr ablesen können als kranke Zellen, nämlich Entwurzelung. Und er müßte wissen, daß diese Krankheit mehr offenbart als ein Einzelschicksal, mehr als das Leiden einer einzelnen Seele. Die Vielzahl der Fälle beweist: Leben in der Fremde, außerhalb der gewohnten Kultur, macht krank.

Epidemiologische und medizin-soziologische Untersuchungen beweisen die Verknüpfung zwischen sozialem Organismus, kulturellem Lebensraum und körperlicher Krankheit. Gemeinschaftliche Systeme, Familien, Klassen, Landsmannschaften, Volksgruppen, nationale Gesellschaften oder Kulturräume fördern oder hemmen das Entstehen von Krankheit. Das geht so weit, daß sich Krankheitsmerkmale auch anpassen können. Ein typisches Beispiel sind japanische Zuwanderer in den USA. Japaner erkranken seltener an Darmkrebs als US-Amerikaner. Siedelt aber ein Japaner um, so unterscheidet sich sein Krebsrisiko nach einigen Jahren nicht mehr von dem der Amerikaner.

Krankheitserreger allein verursachen also noch keine Krankheit – sie müssen bei ihrem möglichen Opfer die entsprechenden Bedingungen vorfinden. Krankheit ist abhängig von den Erbanlagen des Kranken, seiner persönlichen, sozialen und kulturellen Situation. Der Entdecker des Tuberkulose-Bazillus, Robert Koch, beschrieb dies in seinem Nobelpreis-Vortrag von 1905 so: »Das Bakterium ist nichts, der Wirt ist alles.« Sein wissenschaftlicher Konkurrent, der Hygieniker Pettenkofer, trank vor seinen Studenten ein Reagenzglas mit einer Kultur Cholerabazillen leer. Er wollte so zeigen, daß die Erreger allein keine Cholera hervorrufen. Er wurde tatsächlich nicht krank. Als »Wirt« hätte er den Krankheitserregern leichteres Spiel, also eine geschwächte Abwehr oder einen anderen Zugangsweg, bieten müssen.

Ende des vergangenen Jahrhunderts begünstigten bestimmte Verhältnisse bestimmte Krankheiten. So hatten Tuberkulose und Cholera gerade bei armen Menschen in schlechten hygienischen Verhältnissen gute Chancen. Die Arme-Leute-Krankheiten sind bei uns weitgehend beseitigt. Konjunktur haben moderne Zivilisationskrankheiten: Rückenleiden und Magenkrankheiten, Allergien, Virus-Infekte wie Herpes, Kopfschmerz. Und diese Zivilisationskrankheiten lassen sich nicht mehr durch mangelnde Hygiene fördern. Das ihnen dienliche Milieu ist das unserer aseptischen Leistungsgesellschaft mit ihrem Streß, Leistungsdruck und dem Mangel an Gefühl. Emotionale Armut hat materielle Armut als Nährboden ersetzt, auf dem Krankheiten gedeihen.

Gesellschaftliche Lebensbedingungen, kulturelle Verhaltensweisen, soziale Gewohnheiten und Verhältnisse, Ver- oder Entwurzelung in der Heimat, der Zustand des Sozialkörpers oder die Stimmungslage der Nation erweisen sich heute als Faktoren, die ursprünglich rein körpermedizinisch eingestufte Zivilisationskrankheiten so stark beeinflussen wie Erbanlagen oder individuelle Eigenheiten.

Die zerrütteten Gemeinwesen, fehlende Mitmenschlichkeit in Staat und Gesellschaft oder die Angst der Nation setzen Familien und soziale Gruppen oder einzelne Menschen so unter Druck und Streß, daß die Seele dies nicht mehr verarbeiten kann. Die geschwächten Abwehrkräfte lassen sich auch labortechnisch im Immunsystem nachweisen, Organe erkranken, Zellen werden zerstört. Zelle und Körper, Seele und Geist, Familien- und Beziehungsnetze, Gesellschaft und Kultur bilden einen globalen Raum, der alle menschlichen Beziehungen widerspiegelt.

Wenn die Gesellschaft brüchig wird und das soziale Bindegewebe erkrankt, drückt sich dies in individuellen Krankheiten aus. Wir können sie als Warnsignale für gesellschaftliche Fehlentwicklungen wahrnehmen.

Unsere drei geschilderten Fälle vom Prüfungsstreß, der Trennung vom Lebenspartner und der Heimatkrankheit haben eines gemeinsam: Dem Arzt erscheinen labortechnisch nachweisbare Krankheitsbilder, die er mit einem Rezept beantworten kann. Er handelt dabei auf der rein körperlichen Ebene, wie sie im Globus dargestellt ist. Er nimmt den Menschen nicht als Ganzheit aus Körper und Seele wahr. Er ignoriert die Einflüsse der anderen Schichten, in die der Mensch eingebettet ist. Dabei könnte er dies durch Gespräche herausbekommen. Und Medizin in sozialer Verantwortung darf solche Zeichen, besonders, wenn sie massenhaft auftreten, nicht hinter Praxistüren und Krankenhausmauern verstecken. Sie muß sie in politische Handlung umsetzen.

Medizin in sozialer Verantwortung muß die Grenzen zwischen Individuum und Gesellschaft überbrücken und die sozialen Gemeinschaften über ihre Schwächen informieren, damit diese ihre Probleme erkennen und lösen können. Die Ärzte haben im heutigen Gesundheitssystem eine Schlüsselstellung, die sie endlich sozial verantwortlich nutzen müssen. Der einzelne Arzt kann dem Patienten für die nahen Ebenen wie Familie und Arbeit vielleicht noch Hilfsangebote vermitteln, etwa Psychotherapie, die Überweisung zum Psychologen, eine Familientherapie, Entspannungsübungen wie autogenes Training. In den Zellen der einzelnen Menschen spiegelt sich jedoch nicht nur die nahe Umgebung, sondern die ganze Welt wider: In den Knochen der heute 30jährigen läßt sich das Strontium nachweisen, das sie nach den oberirdischen Atombombenversuchen der 60er Jahre durch Milch aufgenommen haben. Die Magenschleimhaut des türkischen Gemüsehändlers ist deshalb gereizt, weil die deutsche Industrie Arbeitskräfte brauchte, unsere Gesellschaft den türkischen Mitbürger aber nicht integrieren konnte. Die Millionen von Rückenschmerz-Patienten in deutschen Arztpraxen verbergen in den vertrockneten Bandscheibenzellen die Botschaft: Die Ansprüche unserer Leistungsgesellschaft schwächen das Rückgrat.

Hier beginnt die politische Aufgabe der Ärzte: Sie erkennen die radioaktiven Rückstände in den Zellen und müssen öffentlich darauf aufmerksam machen, Bevölkerung und Politiker gegen Atomkraft aktivieren oder zumindestens Argumentationshilfe leisten. Die Ärzte erkennen die Entwurzelung der Gastarbeiter und sollten dafür streiten, daß auf kommunaler Ebene, also in den Gemeinden, Angebote für menschliche Begegnungen von Ausländern und Deutschen geschaffen werden, daß man Ausländern die Integration leichter macht. Und eine Analyse der ganzen durch zuviel Leistungsdruck und Streß entstehenden Zivilisationskrankheiten durch die Medizin müßte die Arbeit von Politikern, Gewerkschaften und auch der Wirtschaft beeinflussen, denn betriebswirtschaftlich argumentiert, verliert sie alljährlich Milliarden durch kranke oder mit wenig Schwung und Zufriedenheit arbeitende Menschen. Ärztliche Tätigkeit sollte auch Auge, Ohr und Tastorgan für die Nation, Nervensystem für den gesellschaftlichen Reifeprozeß sein. Die deutsche Nation kämpft in dieser Zeit mit der Krise und der Krankheit, welche durch die Vereinigung des Landes entstanden sind. Gewalt und Jugendkrawalle sind ebenso Symptome wie die gestiegene Zahl von Jugend-Selbstmorden und zunehmende Kopfschmerzen bei Schülern und Erwachsenen. Jugendliche Brandstifter und Mörder sind wie Hautausschläge Symptome einer tiefliegenden Stoffwechselkrankheit im sozialen Organismus.

Rufe nach Vorbeugung und Vorsorge verschleiern das Problem, ohne die Krankheit zu heilen. So forderte Bundeskanzler Helmuth Kohl in seiner Regierungserklärung vom 16. Juni 1993 eine größere Anstrengung bei der Erziehung von Kindern und Jugendlichen. Tugenden wie Rücksicht und Hilfsbereitschaft, Dankbarkeit und Höflichkeit müßten wieder gelehrt werden. Heilen solche Worte die Wunden der Nation?

Wenn wenigstens Regierende in Bonn und Politiker mit gutem Beispiel vorangingen, wenn die gewählte Elite der Nation in ihrem Alltag solche Werte beherzigen und vorleben würde, könnte die Jugend dem nacheifern. Das schleichende Gift der Zerstörung des sozialen Bindegewebes heißt Scheinheiligkeit und Rücksichtslosigkeit in der Konkurrenzgesellschaft. Und dieses Gift zieht sich durch alle gesellschaftlichen Kreise.

Die Medizin bleibt davon nicht ausgenommen: Chefärzte leugnen überhöhte Einkünfte, Kassenärzte verdrängen ihren täglichen Abrechnungsschwindel, Ärztefunktionäre nennen wider besseres Wissen die Medizinerwelt in Ordnung: »Wir haben das beste Gesundheitswesen der Welt«, lautet ihre scheinheilige Propaganda. Wenn das soziale Bindegewebe heilen soll, muß die Ärzteschaft mit einer Selbstheilung beginnen. Die Heilkundigen müssen als erste offen, ehrlich und glaubwürdig werden, wenn sie der Nation in ihren Wirren beim Gesunden helfen wollen.

Die isolierten Experten

Seelenlose Körpermedizin und körperlose Seelenmedizin

Wenn einer ein Haus bauen will und läßt allen Beteiligten freie Hand – dann lachen wir über seine Dummheit. Die Maurer ziehen die Wände nach gusto, Klempner plazieren Wasseranschlüsse nach Tagesform, wenn alles fertig ist, bringt jemand die Baugenehmigung für ein ganz anderes Haus vorbei und zu den Nachbarhäusern paßt das Haus ohnehin nicht. Der Bauherr hat irgendwann ein Überraschungsdach über dem Kopf und dafür eine Menge Geld gezahlt. Wenn aber im teuren Gesundheitswesen die Beteiligten nur ihr spezielles Feld bestellen, keiner den Gesundheitsplan für einen einzelnen Kranken im Auge hat, geschweige denn die Krankheit der Gesellschaft erkennt – dann merken wir alle das noch nicht einmal.

Eine seelenlose Körpermedizin und eine körperlose Seelenmedizin – so faßt der Psychosomatiker Thure von Uexküll die Situation unserer Gesundheitsversorgung zusammen. Krankheiten nur körperlich zu erklären ist eben genauso falsch wie die Meinung, alle Krankheiten seien seelisch bedingt. Die Grenze zwischen Körper und Seele des Menschen ist diejenige im Gesundheits-Globus, die ganzheitliches Denken, eine integrierte Medizin heute am meisten behindert. Aber auch andere Grenzen im Globus schotten Bereiche gegeneinander ab, und in den entstehenden unproduktiven Kreisläufen drehen sich die jeweiligen Experten im Kreis. Am Gesundheits-Globus können wir deutlich machen, wie alle Organe des Gesundheitswesens und

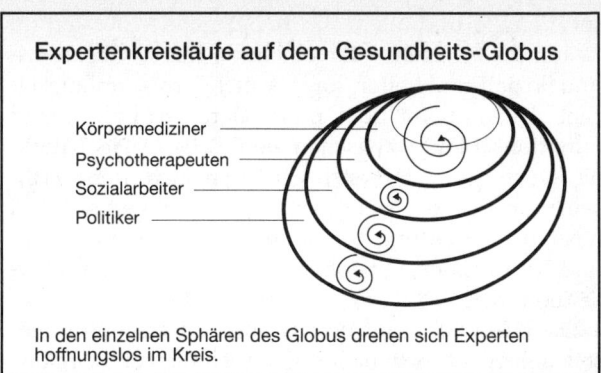

Expertenkreisläufe auf dem Gesundheits-Globus

Körpermediziner
Psychotherapeuten
Sozialarbeiter
Politiker

In den einzelnen Sphären des Globus drehen sich Experten hoffnungslos im Kreis.

insbesondere die steuernden Mediziner die bereits vorgestellten vielfältigen Beziehungen zwischen den verschiedenen Ebenen ignorieren. Sie blockieren die Kommunikation zwischen Körpermedizin, Psychotherapie, Sozialarbeit und Politik, die in jeweils nur einer Sphäre wirken.

So bindet das heutige Gesundheitswesen heilende Kräfte in abgeschlossenen Kreisläufen. Die beteiligten Institutionen wie ihre Beschäftigten drehen sich immer hemmungsloser und unglücklicher im Kreis, statt ihre Energie für Fortschritte auf allen Ebenen zu nutzen. In den jeweiligen Kreiseln explodieren die Informationsmengen und Bürokratien, ohne daß sie vernetzt genutzt werden könnten. Kosten steigen überproportional, weil Leistungen im Gesamtsystem nicht koordiniert sind. Trotz – oder gerade wegen – des Machbarkeitswahns wachsen bei allen beteiligten Mitarbeitern Unsicherheit und Versagensangst, welche die Kreisläufe der Blindleistungen weiter zementieren.

Konkret: Die heutige Medizin mit ihrem Maschinenbild vom Menschen versteht sich weitgehend als Körpermedizin. Sie kümmert sich um kranke Körper, ignoriert die Seelen, die Kultur und die Politik. Unser hochtechnisierter medizinisch-industrieller Komplex sorgt einzig und allein für die steigenden Kosten im Gesundheitswesen – für ein Ende der Zivilisations- und Sozialkrankheiten sorgt er nicht, trotz umfangreicher Erkenntnisse über molekulare Strukturen und Funktionsabläufe zwischen den Zellen. Die Krankheitsversorgungsindustrie hat kaum noch ein Bewußtsein vom kranken Menschen, und sie weigert sich erst recht, die Bedeutung von Seele, Geist und Gesellschaft und Kultur beim Entstehen von Krankheiten anzuerkennen.

Die Medizin folgt ihrem mechanistischen Menschenbild und konzentriert sich auf Zellen und Organe. Für besondere Aufgaben entwickelte sie spezielle, hochtechnische Verfahren, die zum Teil in wiederum spezialisierten Kliniken angewendet werden. Wir haben eine Medizin für Nieren, Knochengerüste, Hals-Nasen-Ohren, Leber, Herzkranzgefäße und künstliche Befruchtung. Die Spezialitäten werden immer raffinierter, und mit der Molekular-Genetik zeigt sich bereits das Spezialistentum für zellulare Körpermedizin. Ich sage dies, obwohl auch ich mit der Gentechnologie Hoffnungen auf bessere Hilfe verbinde. Es geht um die realistische Bewertung von Wirkung und Nutzen, nicht um Maschinenstürmerei.

Für Körpermediziner darf psychosoziale Hilfe, Psychotherapie erst einsetzen, wenn körperlich absolut nichts zu finden ist. Und weil beispielsweise bereits Liebeskummer den Hormonspiegel verändert, ist der Körpermedizin-Apparat nur selten am Ende seines Lateins und läßt den Austausch mit der nächsten, der Seelen-Ebene und größere Zusammenhänge nicht zu.

Auf der Seelen-Ebene spielt sich ein ähnlich geschlossener Kreislauf ein: Die Seelenmedizin ohne Körper. Sie hat sich als Widerpart zur Körpermedizin entwickelt, weil von der biotechnologischen Medizin eine integrierte Körper-Seelen-Medizin verteufelt wurde. Der Psychoanalytiker Sigmund Freud und andere wandten sich bewußt von der Körpermedizin ab und versuchten eine »Physik« der seelischen Kräfte zu beweisen. Freuds Seelenmedizin respektierte aus politischen Gründen die Grenze zur Biologie des Körpers. Eine integrierte, psychosomatische Medizin ließ sich damals kulturell nicht durchsetzen. Diese Grenzziehung ist bis heute stabil. Die institutionalisierte Psychotherapie umfaßt inzwischen wie die Körpermedizin spezialisierte Kliniken, differenzierte und elitäre therapeutische Schulen. Es ist nicht bösartig, wenn man beinahe von Glaubensgemeinschaften spricht.

Auch diese verschiedenen Institutionen und Dienstleistungsanbieter grenzen sich voneinander ab und konkurrieren untereinander. 1993 war der neueste Schrei die Spezial-Klinik für Mobbing-Kranke, für Menschen also, die von ihren Arbeitskollegen psychisch fertig gemacht werden.

Letztlich versuchen Psychotherapeuten, die Seelen genauso zu reparieren wie Körpermediziner Körper instandsetzen: in Einzelteilen. Die Verhaltenstherapie beispielsweise kennt mittlerweile Untergliederungen wie Partner- oder Familientherapie. So wertvoll psychotherapeutische Erkenntnisse und Therapien sind: Solange Psychotherapeuten und ihre Institutionen um die Seele des einzelnen oder um die Familie kreisen, ohne Kontakt mit den anderen Lebensbereichen aufzunehmen, ohne heilende und kränkende Kräfte von dort und dorthin zu verfolgen – so lange entwickelt sich zum medizinisch-industriellen Komplex eine gutbezahlte psychotherapeutische Dienstleitungsindustrie. Sie vermag dem einzelnen zu helfen – aber auch sie sollte mit ihren Erkenntnissen beispielsweise zur gesellschaftlichen Ebene vordringen und dort dafür wirken, daß bestimmte, die Seele kränkende Umstände abgebaut werden.

Soziale Abgrenzung und soziale Not ließen einen weiteren Sektor entstehen, der um sich selbst rotiert:

die Sozialarbeit mit ihren Hilfs- und Reparatureinrichtungen. Auch sie wird nicht systematisch vernetzt mit ärztlichen und psychotherapeutischen Hilfsangeboten. Sonst könnten die Leistungen der Sozialhilfe, des öffentlichen Gesundheitsdienstes und der freien Wohlfahrtspflege mit ihren großen Wohlfahrtsverbänden von der Caritas über das Rote Kreuz bis zum Paritätischen Wohlfahrtsverband noch besser wirken.

Auch in der Arbeitswelt, in den Betrieben, versucht man zunehmend, in Personal- oder Organisationsentwicklung auch gesundheitliche oder psychosoziale Aspekte miteinzubeziehen. So gibt es etwa Angebote wie Entspannungstraining, Ratschläge für den Umgang mit alkoholabhängigen Kollegen und entsprechende Beratungsangebote. Ob dies nun als ernsthaft bemüht angesehen werden kann oder von den Mitarbeitern als aufgesetztes Herumretouchieren am schönen Selbstbild gesehen wird – sozialepidemiologische Erkenntnisse zeigen, daß Arbeiter und Angestellte auch bei hohen Anforderungen weniger oft krank und mithin belastbarer sind, wenn sie sozialen Rückhalt im Unternehmen und bei Kollegen spüren, Wertschätzung und Vertrauen ebenso erfahren wie materielle Unterstützung und Rat. Die erstaunlichen gesundheitsfördernden Entwicklungsprozesse in der Wirtschaft laufen aber ebenso Gefahr, einen eigenständigen, teuren Therapie-Apparat für Betriebsgesundheit herauszubilden, der sich nicht mit der Medizin und der Psychotherapie austauscht.

Auf der politischen Ebene sieht die Abschottung ähnlich aus. Kommunalpolitik und nationale Gesundheitspolitik sehen sich nicht in der Lage, die Grenzen zu überwinden, die medizinische Dienstleistungsindustrien für Körper, Seelen und Gemeinschaften ziehen. Die Weltgesundheitsorganisation (WHO) hat den internationalen Stand der Gesundheitswissenschaften 1986 in der Ottawa-Charta zusammengefaßt. Sie entwickelte für eine politische Heilkunde kommunale und nationale Strategien, die von deutschen Gesundheitspolitikern und Ärzten bislang weitgehend ignoriert werden. Die WHO-Strategien zur gesunden Schule, zum gesunden Betrieb oder zur gesunden Stadt und die »Europäische Regionalstrategie Gesundheit 2000« ziehen politische Lehren aus epidemiologisch gut gesicherten Erkenntnissen. Die Ideen der WHO berücksichtigen immer eine Vernetzung der verschiedenen Ebenen, wie sie auch auf dem Gesundheits-Globus vorkommen, und der in den verschiedenen Ebenen tätigen Menschen.

Noch heute gilt das Wort des »Armenarztes« und Zellularpathologen Rudolf Virchow: »Epidemien gleichen großen Warnungstafeln, an denen der Staatsmann von großem Stil lesen kann, daß in dem Entwicklungsgang eines Volkes eine Störung eingetreten ist, welche selbst eine sorglose Politik nicht länger übersehen darf.« Und: »Die Medizin ist eine soziale Wissenschaft, und die Politik ist weiter nichts als Medizin im Großen.«

Staatliche Programme der Selbsthilfeförderungen, Angebote von Selbsthilfegruppen und Bürgerinitiativen sind in Deutschland bereits der Beginn eines notwendigen Wachstumsmarktes. Es ist zu erwarten, daß die Wirtschaft, lokale wie nationale Regierungen eigene Systeme der sozialen Diagnostik und Therapie errichten werden, die wiederum bloß hinzugefügt und nicht vernetzt mit den Imperien der Körpermedizin, der Psychotherapie und der Sozialarbeit angelegt sein werden. Auch hier wird die Möglichkeit verpaßt, die modernen Zivilisationskrankheiten auf allen Ebenen zu bekämpfen und integriert in ihrem kommunikativen Gefüge zu heilen.

Die Dienstleistungssektoren im Gesundheitswesen werden weiter ausgebaut, die geschlossenen Kreisläufe bleiben dabei voneinander weitgehend abgeschottet, so daß kein Herrschaftsbereich den anderen nachhaltig stört. Erst wenn wir diese Kommunikationsbarrieren einreißen, die Informationsgrenzen überwinden, können wie unsere modernen Gesundheitsprobleme wirkungsvoll auf allen Ebenen angehen und die Krankheiten der Menschen im globalen Wirkungsgeflecht bekämpfen.

Die Phänomene lebendiger Organismen sind prinzipiell nicht voraussagbar und somit nicht beherrschbar, denn das Ganze ist immer mehr als die Summe seiner Teile. Ein gesteuertes Chaos regiert die Welt des Lebendigen, die mechanistische Sicht der Dinge ist die Ausnahme von der Regel und das mechanistische Weltbild der Medizin entsprechend weltfremd. Die Chaosforschung beschäftigt sich mit den komplexen Formen alltäglichen Lebens und beweist, daß kleinste Ereignisse global größte Wirkung entfalten können. Die Naturwissenschaften als universelle, objektive Unternehmen sind am Ende, denn sie können die pulsierenden Wirkungsgefüge nicht erklären. Materie und Geist sind eben eine Einheit, Naturwissenschaften und Geisteswissenschaften gehören künftig zusammen. Für den Freiburger Medizin-Professor Wolfgang Gerok ist es bereits selbstverständlich, Medizin in nicht-linearen, choaos-theoretischen Zusammenhängen zu begreifen. Gesundheit ist danach »Ordnung und Chaos«, Krankheit ist »erstarrte Ordnung« oder »ungesteuertes Chaos«.

Der Gesundheits-Globus versucht, die Realitätssicht der Medizin und der Gesundheitspolitik auszuweiten, auf vernachlässigte komplexe Zusammenhänge aufmerksam zu machen, erstarrte, kranke Kreisläufe zu benennen.

Er ist gleichzeitig Appell, an der Verbesserung seiner Landkarten zu arbeiten und weiße Flecken zu erforschen. Er öffnet die Perspektive auf eine Politik als Medizin im Großen und Medizin als Politik im Kleinen.

Dies erfordert eine neue, integrierte Medizin in politischer Verantwortung, wie wir sie auf dem Dresdner Ärztetag 1993 mit dem »Manifest der Ärzteschaft in sozialer Verantwortung« gefordert haben.

Das Kreuz mit dem Kreuz

Die Zivilisationskrankheiten als moderne Pest

Mit meinem Magen stimmt was nicht: Der ist wie ein Kloß mit zuviel Säure drin.« Magenschleimhautentzündung, Magengeschwür, Reizmagen – sie gehören zu den Krankheiten, die Kassenärzte am häufigsten in ihren Praxen diagnostizieren und behandeln. Schmerzen in der Magengegend, lernt beinahe jeder irgendwann im Leben kennen, ebenso Rückenbeschwerden. Beide Leiden sind moderne Zivilisationskrankheiten, die maßgeblich auf Lebens- und Umweltbedingungen zurückzuführen sind und keinesfalls einfache körperliche Ursachen haben. Entzündete Zellen drücken die Not aus, die im sozialen Raum, in der Zivilisation besteht und vom Individuum nicht bewältigt werden kann: Der Körper streikt.

Zum Beispiel der Magen: Bevor die Medizin ihn mit der Röntgentechnik durchleuchten konnte, galt der Magenschmerz als Magen-Neurose. Die Ärzte deuteten das Phänomen also als seelische Erkrankung – was gar nicht so falsch war! Röntgenbilder und später Röntgenkontrastaufnahmen wiesen allerdings Veränderungen der Magenschleimhaut und Geschwüre nach. Auf der molekularen Ebene fanden die Forscher erhöhte Salzsäure- und Pepsinsekretion oder einfach zuviel Magensaft. Der Magenschmerz wurde zur nachweisbaren Körperkrankheit. Die Indizien für die seelische Begründung verschwanden unter den körperlich auffindbaren Zeichen.

Chirurgen operierten die Geschwüre aus dem Magen heraus. Sie durchschnitten die Nervenfasern des »Magennerven« (Vagotomie), um die Magensaftproduktion zu hemmen. Pharmazeuten entwickelten Medikamente, die Magensäure neutralisieren oder die Saftproduktion sogar blockieren. Der Eingriff in das Organ, die medikamentöse Beeinflussung der Magenzellen oder der vegetativen Nervenfunktion bessern die Symptome, lindern das Leiden – aber sie heilen meist nicht dauerhaft. Der Patient klagt bald erneut über den gereizten Magen, Geschwüre bilden sich neu.

Woran liegt das? Die alte Erkenntnis aus Vor-Röntgen-Zeiten kehrte zurück, und die Medizin erfuhr aus der Wirkungslosigkeit ihrer Operationen und Pillengaben: Nicht das kranke Organ ist die Ursache des Problems, sondern die psychische Situation des Patienten. Heute glauben die Mediziner, daß viele Patienten mit Bauchbeschwerden auch psychosomatisch krank sind und nennen das dann funktionelle Gastrointestinalerkrankung. Die Menschen wußten das seit langem: Sie fanden dafür Formeln wie »Der Ärger schlägt mir auf den Magen«, »Ich ärgere mir ein Loch in den Bauch« oder »Das dreht mir den Magen um«.

Die seelische Situation des Patienten macht den Schmerz. Sie bewirkt unregelmäßige Säureabgabe, Gefäße und Muskeln in der Magenwand krampfen sich zusammen. Das stört den Stoffwechsel der Schleimhaut und schädigt die Zellen. Besonders psychische Dauerkonflikte schlagen auf den Magen. Neid, Ärger oder Wut, geschluckte statt geäußerte Gefühle lassen die Magenschleimhaut sprechen. Dabei sind es ganz unterschiedliche Menschen, die es am Magen haben.

Es trifft den unsicheren, gehemmten, ängstlichen und hochangepaßten Menschen, der nie aggressiv sein darf und doch Erfolg haben muß, häufig beruflich chronisch überlastet ist. Andere typische Magenkranke treibt der Ehrgeiz, sie leisten besonders viel, halten von sich selbst aber sehr wenig. Sie opfern sich für andere auf und beweisen gleichzeitig täglich ihre Unabhängigkeit. Dabei verdrängen sie ihre Bedürfnisse nach Geborgenheit und Zuwendung. Es sind Menschen, die immer geben müssen, nie annehmen können. Die aggressiven wie passiven Wünsche werden statt zur Mitwelt nach innen gelenkt und dort abgereagiert. Männer sind übrigens dreimal häufiger mit Magengeschwüren geschlagen als Frauen, denn sie lassen sich stärker von ehrgeizigen Zielen im Beruf plagen und leugnen öfter ihr Bedürfnis nach Liebe und Geborgenheit. Häufig geht den Magenkrankheiten ein einschneidendes Ereignis voraus, etwa der Tod einer nahen Person oder eine Trennung, aber auch Heirat oder Umzug.

Auch Heimatlosigkeit spiegelt sich am Magen. Etwa ein Jahr nach ihrer Einreise nach Deutschland ist bei Gastarbeitern das Magengeschwür eine der häufigsten Erkrankungen. Die Krankheit verläuft meist besonders schwer. Das ist kein Wunder, denn die belastende Situation für den Magen ist meist dauerhaft. Einsamkeit, Fremde, Angst und Enttäuschung werden in den ersten Monaten nach dem Zuzug nach Deutschland besonders stark empfunden, hinzu kommt die Ernährungsumstellung. Die Seele leidet, weil das Individuum keine neue Heimat findet, den fremden kulturellen Raum nicht annehmen kann. Im vergangenen Jahrhundert beobachteten einfühlsame Ärzte exakt die gleichen Symptome und Beschwerdebilder bei Bauern und Landmenschen, die von der Scholle vertrieben wurden oder von Versprechungen der Industrie gelockt in die Großstädte zogen. Die Ärzte nannten das »Heimatkrankheit«. Das Magenleiden ist die soziale Entwurzelungskrankheit.

Soziale Verhältnisse, existentielle Nöte allein verursachen ebensowenig ein Magengeschwür wie eine Scheidung oder eine Persönlichkeitsstörung. »Ohne Säure kein Ulkus«, kein Geschwür, fanden Anfang des Jahrhunderts die überzeugten Körpermediziner heraus. Es gibt Menschen, die aus erblicher Veranlagung besonders stark Magensaft produzieren. Wenn zur genetischen Disposition eine persönlich belastende Situation kommt, vielleicht sogar noch eine allgemeine soziale Zwangslage wie Arbeitslosigkeit, dann wird der Magen gereizt.

In jüngster Zeit hat man eine neue Ursache für Magenleiden entdeckt, ein Bakterium namens Helicobacter pylori. Jetzt wirken Medikamente also nicht nur gegen Säure, sondern auch der Helicobacter wird bekriegt. Die Bakteriologen hatten erst nicht glauben wollen, daß im Säuremilieu des Magens Bakterien überleben können, aber Forschern gelang der Nachweis. Jetzt tobt wieder ein Glaubenskrieg zwischen Bakterienbekämpfern und Psychosomatikern über die »wirkliche« Ursache des Magenleidens. Doch hier gilt ebenfalls der Satz von Robert Koch zum Tuberkulose-Bazillus, den wir schon im Globus-Kapitel zitiert haben: »Das Bakterium ist nichts, der Wirt ist alles.« Ist die Psyche stabil, kann der Magen den Angriff von Bakterien verdauen.

Die meisten Ärzte wissen eigentlich um den Zusammenhang von seelischem Befinden und Magensäure, auch erkennen sie die eindeutigen Zeichen des Patienten – aber sie stellen sich blind. Denn sonst müßten sie fragen: Was will ein Patient mit seiner Krankheit ausdrücken, welche Störung, welche Sorge steckt dahinter? Das widerspräche dem in der Medizin gängigen mechanistischen Menschenbild, Fragen und Gespräche würden außerdem den Punktwert für die Quartalsabrechnung und damit das Honorar drücken. So wird die Palette der Biomedizin von der Rollkur mit Kamille über die Säureblocker bis hin zur Operation und der Gabe von Antibiotika genutzt und nicht gesprochen.

Wer aber als Arzt für die Gesundheit des einzelnen Menschen und der gesamten Bevölkerung verantwortlich sein will, muß das Zeichen der Magenkrankheit im globalen Lebenszusammenhang einordnen und verstehen. Im Magengeschwür ist die Information über eine Umweltbelastung durch Bakterien ebenso eingefaltet wie über ein bedrängtes Nervenkostüm und eine angeborene Veranlagung des Kranken. Sein Magengeschwür zeugt von seinen Beziehungen zu seinen Mitmenschen, seiner Lebensgeschichte, seinem Eingebundensein in die Gesellschaft. Auf allen Ebenen, in allen Sphären lassen sich Indizien des kranken Magens finden.

Ärzte können Magenkrankheiten auf unterschiedlichen Ebenen bekämpfen: Sie können mit Tabletten gegen die Säureproduktion wirken – oder dem Kranken den Rücken stärken gegen die Überforderung in der Schule oder am Fließband. Sie können dem magenkranken Neurotiker aus der Neurose helfen und sie können auch – mit dem entsprechenden politischen Engagement – etwas gegen die soziale und kulturelle Heimatlosigkeit ausländischer Mitbürger oder abhängiger Malocher in Deutschland tun. Sie können also ein Bakterium für das Übel verantwortlich machen oder die Gesellschaft. Alles ist so richtig wie falsch. Denn die Medizin muß das Leben als Gesamtheit respektieren, also erstens das Symptom erkennen und die defekten Zellen reparieren, zweitens den individuellen Fall in seinem Beziehungsgeflecht aus Biographie und sozialem Umfeld erklären und daraus gemeinsam mit dem Patienten Schlußfolgerungen ziehen. Drittens geht es darum, die in zahlreichen Fällen gesammelten Informationen zu »ent-fall-ten«. Wenn ein Leiden massenhaft als Zivilisationskrankheit auftritt, ist die Zeit reif für die öffentliche Diskussion: Wie muß das Leben des einzelnen und der Gesellschaft aussehen, damit der Magen nicht mehr rebelliert? Hier ist es sinnvoller und wirksamer, Mittel des Gesundheitswesens für soziale Veränderungen auszugeben, statt nur dem einzelnen die Krankheit zu nehmen, damit er reibungslos in der Gesellschaft weiter funktioniert.

Das Ausmaß des summierten Leidens verlangt nach einer politischen Bewertung, wenn Medizin nicht Valium für das Volk, sondern Dienst an der Gesundheit aller sein will. Ärzte, Sozialarbeiter und Gesundheitspolitiker müssen Magengeschwüre als Fieberzeichen einer Krankheit im sozialen Organismus erkennen. Sie sollten dafür wirken, daß der soziale Organismus Gesellschaft wieder besser funktioniert und kuriert wird von Ausgrenzung jeder Art.

Die Beschwerden besonders belasteter oder kränkbarer Mitmenschen sind Botschaften, die der Welt der scheinbar Gesunden übermittelt werden sollten. Wir müssen sie ernst nehmen als Warnsignale und gemeinschaftlich die nötigen Veränderungen in der Gesellschaft anstreben. Verlassen wir uns nur auf die Körperreparatur ohne sozialpolitische Maßnahmen, werden wir weiter Schadensbehandlung finanzieren statt Vorbeugung, überteure Medizinfabriken errichten statt gesunde Verhältnisse zu fördern.

Ähnliche Zusammenhänge wie bei den Magenbeschwerden lassen sich auch bei Kreuzschmerzen feststellen: Weit mehr als die Hälfte der Menschen klagt ein- oder mehrmals im Leben über Kreuzschmerzen, jeder zwölfte Patient beim Allgemeinarzt und jeder dritte beim Orthopäden kommt deswegen in die Sprechstunde. Zehntausende von Bürgern werden jedes Jahr wegen ernsthafter Rückenleiden berufsunfähig, der Rücken ist der häufigste Grund für eine vorzeitige Rente. In den USA registrierte man von 1960 bis 1976 eine Zunahme bandscheibenbedingter Erkrankungen um 50 Prozent.

Wenn Ärzte in Deutschland 100 Menschen krankschreiben, attestieren sie die Arbeitsunfähigkeit 28mal wegen Grippe oder Erkältung, 20mal wegen Rückenleiden oder rheumatischen Beschwerden und 11mal wegen Magenkrankheiten. Interessanterweise leiden nicht die körperlich am schwersten Arbeitenden am stärksten unter dem Rückgrat: Bankangestellte erkranken öfter als Schwerarbeiter in der Industrie, bei der Musterung der Kandidaten des Jahrgangs 1962 für den Wehrdienst krümmten sich Wirbelsäulen von Schülern und Studenten schlimmer als bei Bauarbeitern. Sozialmedizinisch ein Phänomen: Mit Verschleiß und Abnutzung können Wirbelsäulenkrankheiten also nicht schlüssig erklärt werden, häufig fehlt bei Rückenbeschwerden die körperliche Ursache augenscheinlich ganz. Außerdem fällt auf, daß Rückenleiden zunehmen, obwohl Maschinen uns die Arbeit mit Lasten immer mehr erleichtern.

Mit Rückenschmerzen gehen die Menschen nicht gleich zum Arzt. Sie warten zunächst ab, und in 90 Prozent der Fälle vergehen die Beschwerden mit Bädern, Massagen oder einfach durch Ruhe und Abwarten. Aber die Schmerzen kehren meist nach kurzer Zeit wieder.

Begeben sich Rückenkranke in ärztliche Behandlung, vergehen die Schmerzen in 70 bis 90 Prozent der Fälle innerhalb von zwei Monaten – völlig unabhängig von der Art der Medizin.

Zu Beginn des Jahrhunderts galt »die Ischias« als eine seelische funktionelle Störung. Später war man von einer Nervenentzündung überzeugt. Dann erkannten die Mediziner einen Zusammenhang von Bandscheibenvorfall und ausgeübtem Druck auf die Nervenwurzeln am Rückenmark – fortan glaubten sie an ein mechanisch bedingtes Problem, das sie mit entsprechenden Operationen lösen wollten. Sie freuten sich über ihre technischen Möglichkeiten, und Operationswut breitete sich aus.

Doch die Bandscheibenmechaniker errangen keinen Erfolg auf der ganzen Linie. Noch heute ist es so, daß die Hälfte der an der Bandscheibe operierten weiter chronische Rückenschmerzen haben. Die Operation allein heilt also diese Krankheit nicht.

Schon lange hat man sich auf psychosomatische und psychosoziale Aspekte des Bandscheibenleidens besonnen. Als ich vor Jahren in einer Kleinstadt am Bodensee in einer allgemeinmedizinischen Praxis den Arzt vertrat, hatte ich meine liebe Not mit den Rückenpatienten: Da hatte einer laut Röntgenbild eine schwer degenerierte Wirbelsäule – und fast keine Beschwerden. Ein anderer klagte über heftigste Schmerzsyndrome – aber das Röntgenbild und der klinische Befund gaben nichts her. Alle gemeinsam forderten oft selbstgerecht ärztliche Hilfe und untermauerten dies mit mitleiderregender Klagsamkeit, sie waren demütig und aggressiv, bescheiden und fordernd, unterwürfig und anspruchsvoll zugleich. Das kann einen Berufseinsteiger schon schwer verunsichern und kostete mich manchen Schweißtropfen. In meiner Hilflosigkeit gab ich instinktiv statt Antirheumatika Psychopharmaka, weil ich glaubte, daß die helfen könnten. Einzelne Schmerzzustände ließen sich so tatsächlich bessern. Die eigentliche Botschaft jedoch blieb meinem Medizinerkopf damals verborgen.

Seelische und soziale Probleme und Spannungen äußern sich oft im verspannten, schmerzenden Rücken. Hexenschuß, Bandscheibenschaden und Rückenschmerzen sind offenbar nicht unbedingt auf Verschleiß zurückzuführen. Fragen wir uns, was die speziellen Problemen der Patienten sind, die mit solchem Weh in der Praxis erscheinen?

Neurologen beschreiben bei Rücken-Patienten eine »rebellische Grundhaltung«, die Psychosomatiker Mechthilde Kütemeyer und Ulrich Schultz stellen bei ihren Rückenpatienten Getriebenheit und Tatendrang fest, dabei haben diese Menschen übertrieben hohe Anforderungen an sich selbst, inklusive der zur Hilfsbereitschaft. Selbständig sein, Stärke beweisen –

schlicht: Rückgrat zeigen. Dieses Durchhaltesyndrom beherrsche sie. Und genau da wird die zur Schau gestellte aufrechte Haltung ein Problem: Sie drückt, knickt ein, der Rücken schmerzt.

Wer nicht nur auf das Röntgenbild schaut, sondern in den Menschen hinein, wird fündig: Er findet Unsicherheit, Schutzbedürfnis, Angst vor Hingabe – eher passive Bedürfnisse, die der hyperaktive Rückenpatient sich nicht eingestehen kann. Auch feste Bezüge, Bindungen empfinden diese Patienten als Schwäche, entsprechend sind sie hochflexibel, wechseln häufig ihre Partner und die Arbeitsstelle. Sie streben nach Überlegenheit gegenüber anderen Menschen und wollen von allen gebraucht werden – selbst aber auf niemanden angewiesen sein.

Es nimmt nicht Wunder, daß diese Eigenschaften hervorragend zusammenpassen mit den Anforderungen unserer industrialisierten, arbeitsteiligen Gesellschaft. Stellenanzeigen fordern den allseits gebildeten, örtlich ungebundenen Karrieristen unter 30, mit abgeschlossenem Studium und möglichst trotzdem jahrzehntelanger Berufserfahrung. Flexibilität, Unabhängigkeit und Ehrgeiz sind das Korsett unserer Konsum- und Leistungsgesellschaft. Und die Gräten dieses Korsetts brechen bei Überlastung. Akute Ischias-Attacken melden sich dort, wo Menschen durch die eigenen Ansprüche, das ständige »Den-Kopf-oben-halten«, überfordert sind.

Die plötzlich offensichtliche Hilflosigkeit verunsichert und muß schleunigst verdrängt werden: So verhalten sich die entsprechenden Patienten widersprüchlich, schwanken zwischen Anpassung und Aufsässigkeit, machen willig jede Therapie mit oder boykottieren das vereinbarte Hilfsangebot.

Schon der Schriftsteller Hermann Hesse dagegen erkannte: »Es gehört, (...) zur Gemütsart und Denkweise eines nicht mehr jungen Rheumatikers und Gichtbrüchigen, daß er Sinn und Achtung hat für die Antinomien, für die Notwendigkeit der Gegensätze und Widersprüche.« Wir können aus Hesses Beobachtung ein therapeutisches Ziel ableiten und formulieren: den Ausgleich schaffen zwischen den Gegensätzen, zwischen Selbstbehauptung und Hingabe, zwischen Anstrengung und Ausruhen, zwischen Streß und Muße. Wer von sich selbst nur die aktiven, anstrengenden Eigenschaften fordert und lebt, verliert den natürlichen Rhythmus zwischen Anspannung und Entspannung. Als Folge verkrampfen sich seine Muskeln im Lendenbereich, sie sind dauernd gespannt. Dort verleiblicht sich die chronisch aufrechte Haltung und die Haltungsstörung. Im Lendenbereich ruht die Hauptlast des aufrechten und sich aufrichtenden Körpers. Hier kreuzen sich die Impulse von Selbstbehauptung und Hingabe, hier kommt es zum Kreuz mit dem Kreuz, wenn die Spannung nicht mehr austariert oder ertragen werden kann.

Erscheint ein Patient mit diesem Hintergrund beim Arzt, stellt der die Diagnose: Muskeln bretthart verspannt. Das Lehrbuch weiß: Nur durch Druckschwankungen kann die prallelastische, gefäßlose Bandscheibe ihren Stoffwechsel, die Wasseraufnahme und -abgabe unterhalten. Die verspannte Muskulatur behindert den Stoffwechsel, die Bandscheibe trocknet aus, degeneriert und drückt auf die Nervenwurzeln. Diskusprolaps nennt das der Körpermediziner.

Viele Ischias-Patienten empfinden durchaus die Chance, die ihnen ihr Kranksein bietet: Einmal geschwächt, krank, erlauben sie sich die lange verdrängte Schwäche. Häufig fallen die Patienten in lähmende Antriebslosigkeit, in Depression, wie Kütemeyer dies Phänomen beschreibt. Den Arzt bedrängen sie mit Wünschen nach Kur oder Rente, sie wollen versorgt werden.

Was kann der Arzt tun? Der Orthopäde bietet in der

Regel seine gesamte Praxiskompetenz auf, von der Wärme- über die Streckbehandlung und Operation bis hin zum Unterricht bei der Krankengymnastin. Dabei wäre bei diesen Patienten meist Beistand und Begleitung auf dem Wege zur Selbsterkenntnis angebracht. Gemeinsam mit dem Patienten nach dem Warum fragen. Warum ist jemand angespannt, innerlich unruhig. Wie kommt er mit seiner Lebenshaltung eigentlich zurecht, und welche Möglichkeiten gibt es, sie zu ändern? Seelische und körperliche Zuwendung werden bei der psychosomatischen Therapie genutzt, um die Spannungen im Menschen wieder auszugleichen. Dafür brauchen wir Ärzte, die somatische und psychische Komponenten im Zusammenspiel betrachten können. Und dies bedeutet letztlich eine grundlegende Neuorientierung in der Medizin.

Wer lediglich Schmerzen ausschalten will, wird zu aggressiven Behandlungsmethoden verführt, ohne den Sinn des Symptoms und damit auch die Not des Patienten richtig zu begreifen. So sind die Ich-Probleme des operierten, mit Rentenzahlung versorgten Rückenpatienten noch lange nicht gelöst: Sein Körper meldet sich an derselben oder anderer Stelle wieder zu Wort. Umgekehrt konnten Fälle dokumentiert werden, in denen Patienten mit massiven Bandscheibenvorfällen innerhalb von sechs Wochen kuriert wurden (Schultz, 1985). Die von Ärzten angeratene Operation hatten diese Patienten zuvor verweigert. Selbst der Computertomograph konnte einige Jahre nach der Behandlung an den Bandscheiben nichts Operationswürdiges mehr ausmachen. Der Körper hatte den organischen Schaden selbst bereinigt. Solche natürliche Heilkraft kann ein Operationsspezialist offenbar nicht erkennen.

Wir sollten die Informationen nutzen, die in den vielen gekränkten Rücken stecken. Der Streik eines einzelnen Körpers birgt in sich wichtige Aussagen über Probleme unseres sozialen Lebens und unserer Zivilisation. Die kaputte Bandscheibe etwa verweist auf den chronisch angespannten Rücken. Wer sich verkrampft, unter Hartspann leidet, dem sitzt was im Nacken oder im Kreuz. Ein aktuelles menschliches Schicksal drückt sich aus. Es spricht über Beziehungsstrukturen und Lebensverhältnisse. Diese wiederum gehören zu unserer gesellschaftlichen Kultur, in der nur Menschen zählen, die etwas leisten. Der Druck, dem zu genügen, fördert bei Menschen mit hohen Ansprüchen an sich selbst Rückenleiden.

Ärzte müssen sich immer wieder fragen: Warum erkrankt der Körper des Patienten gerade jetzt und an dieser Stelle? Wenn wir von Zivilisationskrankheiten sprechen, weist dies bereits den Weg: Sie betreffen nicht nur den Körper des einzelnen Menschen, sondern den Organismus der sozialen Gemeinschaft. Auch die Information des Falls der defekten Bandscheibe muß also von Ärzten »ent-fall-tet« werden. Die Bandscheiben der Bürger sprechen von der Fehlhaltung des sozialen Lebens. Ein Massenphänomen wie das Rückenleiden ist mit vielen individuellen Operationen und mit Einzeltherapie nicht generell zu heilen. Eine Bandscheiben-Reparatur-Industrie löst das Problem nicht, sie zementiert nur diesen Dienstleistungsbereich, denn einer Operation folgt meist die nächste. Diese Art von Medizin macht sich selbst unverzichtbar und wird auf Dauer unbezahlbar.

Wir sollten im Gesundheitswesen Wichtigeres finanzieren als Reparaturen und diese damit gleichzeitig verhindern helfen. Greifen wir die Botschaften der individuell erkrankten Mitmenschen auf, machen wir sie bekannt und gestalten wir Gesellschaftsverhältnisse neu, die weniger gebrochene Rückgrate produzieren.

Die Arbeit des Mediziners muß also über Knochen und Seele des Einzelpatienten hinausreichen, zur politischen Arbeit werden. Die Politik braucht Informationen über die Krankheiten des Volkes und deren Aussagen. Was drücken die Krankenkollektive aus über das Zusammenleben der Menschen und über unsere Umwelt? Wie können wir die Bedingungen ändern, und so Voraussetzungen für ein freieres, weniger kränkendes Leben schaffen? Dies sind Aufgaben, die sich nicht durch das Führen von Statistiken über den Einsatz von Computertomographen lösen lassen, nicht durch das Auflisten von Liegezeiten nach Operationen von Bandscheibenvorfällen. Hier ist der Arzt gefragt, der psychosomatische Leiden ernst nimmt und den Patienten bei der Entwicklung seiner Selbstheilungskräfte begleitet, der seine Erkenntnisse in die Politik einfließen läßt. Auch das Wissen der Krankenschwestern und -pfleger, der Psychologen und Sozialarbeiter um die gekränkten Menschen wird heute nicht systematisch für die Gesellschaft genutzt.

Jeder Politiker wäre heillos überfordert, sollte er den Wirbel-Bogen von der degenerierten Bandscheibe zur unaufrichtigen Politik in einem Zuge schlagen. Sicher jedoch können ein oder mehrere Politiker mit mehr Rückgrat und eine aufrechtere Politik gerade in Zeiten allgemeiner Politikverdrossenheit viel gegen Rückenschmerzen der Gesellschaft und ihrer einzelnen Glieder tun.

Zivilisationskrankheiten wie Rückenleiden oder Magenkrankheit geben also ein Beispiel für die Wechselbeziehung zwischen Zelle und Geist, zwischen Individuum und Gesellschaft. Neben der Landkarte der individuellen Körperlandschaft oder dem Reiseführer durch die Seelengründe benötigt die heutige Medizin einen Globus der Gesundheit, der die Inseln der Menschengruppen, die Länder der Nationen und die Kontinente der Kulturen zeigt. Gesundheitssicherung für die Menschen in unserer Zeit erfordert globale Kommunikation und globale Veränderungsbereitschaft.

Wenn die Seele Schmerzen macht

Wie Sozialkrankheiten die Welt ausdrücken

Eine junge Frau wird wegen ihrer Atemnot ins Krankenhaus eingewiesen. Die Sekretärin ist gerade aus den USA zurückgekehrt, wo sie längere Zeit gearbeitet hat. Während der Zeit in Übersee war ihre herzkranke Mutter gestorben. Die junge Frau hatte mit ihrer Mutter zwar immer per Tonband Kontakt, aber sie plagte ein schlechtes Gewissen, weil sie die Mutter nicht persönlich pflegen konnte. Hinter der Atemnot der Patientin verbarg sich folgender Konflikt: Trauer um die Mutter, der Wunsch, sich für Versäumnisse selbst zu bestrafen. Ihr seelisches Leid zeigte sich gerade im Symptom Atemnot, weil sie genau diese beim Abhören der Tonbänder ihrer Mutter wahrgenommen hatte. Dieser Fall aus der Praxis des Psychosomatikers Rolf Adler aus dem Standardlehrbuch für psychosomatische Medizin zeigt: Menschen können Wünsche, Gedanken, Sorgen und Phantasien symbolisch in der Körpersprache ausdrücken. Die psychosomatische Medizin nennt diese Art von körperlichen Erscheinungen als Umwandlung unbewältigter Empfindungen oder Erlebnisse Konversions-Symptome. Diese Krankheiten ohne körperliche Ursachen sprechen an der Grenze zwischen Seele und Leib des Patienten von Konflikten, die er nicht bewältigen kann.

Unsere Atemnot-Patientin aber ist überzeugt, an einer Lungenkrankheit zu leiden. Die herkömmliche, körperorientierte Biomedizin wird nach einer körperlichen Erklärung suchen: Vielleicht stellt sie sogar organische Abweichungen im Herzkreislaufsystem fest – die allerdings keinen Krankheitswert besitzen. Gelingt es nicht, den seelischen Konflikt der Patientin zu enthüllen, kann ihr kaum geholfen werden. Der Arzt muß die Krankheit als *Ausdruckskrankheit* erkennen, wie Thure von Uexküll sie nennt. Ausdruckskrankheiten gehören zu den Sozialkrankheiten in unserer Gesellschaft.

Körperlicher Schmerz neutralisiert bei diesen Krankheiten negative Gefühle und zerstörende Energie. Was nicht mehr mit Worten gesagt werden kann, sagt der Körper. Dies ist grundsätzlich mit jedem Organ möglich: Menschen können sich als blind, gelähmt oder von Schmerzen gebeutelt empfinden und alle Symptome produzieren, die Körpermedizin dann auswertet. Untersuchungen zeigen, daß etwa ein Viertel der internistischen Patienten in Krankenhäusern an Ausdruckskrankheiten leiden. Sie beklagen Muskelschwäche, Krämpfe, Zittern, Gangstörungen, Heiserkeit, Taubheit, Jucken und Brennen, Schmerzen in allen körperlichen Regionen, Eßstörungen, Brechreiz, Erbrechen, Verstopfung und Durchfall, Atemnot, Husten, Schmerzen beim Wasserlassen, Juckbeschwerden an den Geschlechtsorganen, Hautflecken oder auch Schwindelattacken und Konzentrationsschwächen. Gerade diese Patienten werden von den Körpermedizinern gründlichst untersucht, weil sie eine körperliche Ursache finden wollen, ob vorhanden oder nicht. Aber eine körperliche Ursache ist medikamentösen und operativen Eingriffen zugänglich.

Neben den Ausdruckskrankheiten, die meist ein konkretes Erleben oder Empfinden umsetzen, gibt es auch sehr unklare, verschwommene Beschwerdebilder: Ärzte nennen sie funktionelle oder psychovegetative Störungen oder Organneurosen. Sie haben psychosoziale Spannungen und Empfindungen als Hintergrund und äußern sich als körperliche Beschwerden ohne organische Veränderungen. Die Symptome sind oft diffus und gehen mit Kopf-, Herz- oder Magenschmerzen einher. Sie können die Atmung beeinträchtigen oder die Haut verändern. Die Patienten klagen über Schwindelgefühle, Herzklopfen, Herzstiche, Schweißneigung, Bauchweh oder Rückenschmerzen. Häufig fühlt sich der Patient bedrückt, schwach, müde. Er empfindet Angst, Unruhe oder Lustlosigkeit. Eigentlich bleibt kein Organ von funktionellen Störungen verschont.

Auch den typischen Patienten mit Organneurosen wird man vergeblich suchen: Es gibt Patienten mit hysterischen Zügen und theatralischer Leidensmine ebenso wie stille, unauffällige, depressive, verhalten Klagende.

In der Praxis des Kassenarztes haben die funktionellen Störungen einen großen Anteil: Unterschiedliche Untersuchungen geben den Anteil der Patienten mit funktionellen Störungen beim Allgemeinmediziner oder beim Internisten mit 25 bis 80 Prozent an. Sozialmediziner gehen davon aus, daß in der Kassenarztpraxis ein Drittel der Patienten mit funktionellen Störungen ohne organischen Befund vorspricht, ein weiteres Drittel hat funktionelle Störungen mit zusätzlichem organischen Befund und nur ein Drittel der Patienten leidet unter Beschwerden, die tatsächlich hauptsächlich auf organische Veränderungen zurückgehen.

Die funktionellen Störungen sind ein Massenphänomen, warum wir sie als Symptome einer sozialen Krankheit der gesamten Gesellschaft deuten müssen. Einflüsse wie Einsamkeit, Armut, Partnerkonflikte, Arbeitslosigkeit oder Streit am Arbeitplatz lösen die Kränkungen aus. Die Betroffenen weichen der sozialen Bedrohung aus und flüchten sich in die Krankheit. Sie versuchen, trotz sozialer Probleme zu überleben und funktionsfähig zu bleiben.

Es versteht sich von selbst, daß die Körpermedizin auch mit diesen Krankheitsbildern schwer umgehen kann. Entsprechend vielfältig sind die Bezeichnungen für die hilflosen Diagnosen: Sympathikotonie, Vagotonie, sympathische Hypertonie, vegetative Ataxie, vegetative Stigmatisation, vegetative Dystonie, vegetative Neurose, vegetativ-endokrines Syndrom, funktionelle Erkrankung, psychogenes Syndrom, Organneurose, Neurasthenie, vegetative Labilität, psychovegetative Störungen, neurozirkulatorische Dystonie, Vasolabilität, lavierte Depression oder nervöser Erschöpfungszustand. Solch gelehrte Formeln bezeichnen eher die Hilflosigkeit der Ärzte als die Leiden der Patienten.

Körpermedizinisch geschulte Ärzte wissen nicht weiter. Sie greifen zum Rezeptblock und flüchten sich in Pharmaka, die die Symptome betäuben: Schmerzmittel, Anti-Depressiva, Beruhigungsmittel. Sie untersuchen den Patienten mit allen Möglichkeiten, die ihr Labor hergibt, sie überweisen ihn an Spezialisten, sie finden körperliche Varianten von der Norm, die sie dann mit Chemie, Stahl und Strahl bekriegen. Doch der Arzt kann dem Patienten letztlich keine körperliche Hilfe gegen die Schmerzen liefern.

Der Betroffene ist damit nicht zufrieden: Er möchte wenigstens eine Diagnose, denn sie berechtigt ihn zum Kranksein, eröffnet Ansprüche auf Krankengeld oder die Rente. Eine Diagnose nimmt dem Patienten die Angst und gibt ihm die Hoffnung, daß Medikamente oder medizinische Therapie seine Lage ändern könnten. Er glaubt, daß die Diagnose die Ursache für seine Beschwerden bezeichnet, und er läßt sich von seinen krankmachenden Lebensumständen ablenken.

Instinktiv spüren Patienten mit funktionellen Störungen häufig, daß ihr Leiden mit ihren Lebensumständen oder einer bestimmten Situation zusammenhängt, aber eine körperliche Erklärung ist ihnen lieber, weil sie bequemer ist. So reicht es dem Patienten oft nicht, wenn er auf einen psychosomatisch orientierten Arzt trifft, der statt schwammiger Diagnose schlichte Begleitung, einfühlsame Betreuung, Trost in schwieriger Lage und Gespräche für den Weg aus der Krise anbietet. Andererseits ist diese Art von Ärzten viel zu selten, beziehungsweise wird diese Art von Behandlung durch unser Honorierungssystem nicht gefördert sondern gebremst. Besonders bei alten Menschen diagnostizieren die Ärzte oft schwammige Krankheitsbilder, obwohl sie wissen müßten, daß es sich um normale Altersgebrechen handelt. Die werden zur Krankheit umdefiniert, weil Ärzte – und Patienten – damit leichter umgehen können.

Wie bereits erwähnt, dürfte der Anteil der Patienten ohne jedwelche organischen Befunde in den Praxen bei etwa einem Drittel liegen. Betrachtet man aber den Aufwand, der mit Diagnosetechnik betrieben wird, scheinen Ärzte immer schweren Organerkrankungen auf der Spur zu sein, die eigenlich nur im Krankenhaus anzutreffen sind. Die Labordiagnostik wird häufig als Ritual benutzt, das beruhigt und wird von Arzt und Patient als Lösungsversuch akzeptiert.

Es gibt eine Vielzahl von Symptomen, die durch Angst ausgelöst werden können: Dazu gehören unter anderem Schwindel, Herzschmerz, Herzrasen, Luftnot, Müdigkeit und Schwäche, Sehstörungen, Schilddrüsenüberfunktion, Bluthochdruck sowie auch Kribbeln oder Taubheitsgefühle. Angst produziert körperliche Beschwerden, der eine biomedizinische, körperorientierte und mechanistische ärztliche Betreuung mit noch mehr Diagnose- und Therapie-Prozeduren begegnet.

Wie sich Angst in einer Nation auf den einzelnen auswirken kann, verdeutlichen Krankheiten in Ostdeutschland nach der Vereinigung Deutschlands. Erste Studien anhand von Fällen der psychosomatischen Fachklinik im thüringischen Stadtlengsfeld zeigen, daß bei Frauen schwere Eßstörungen wie Bulimie (Freß- und Brechsucht) oder Anorexien (Magersucht) zugenommen haben. Es ist erlaubt, einen Zusammenhang mit dem gewandelten Bild der Frau und der tatsächlich veränderten Rolle der Frauen zu sehen. In der DDR waren fast alle Frauen berufstätig, die arbeitende Mutter entsprach dem Frauenideal. Die Wende brachte zweierlei Konfrontation: Die intensiv wahrgenommene Werbung vermittelte das im Westen gängige Frauenbild – attraktiv, sexy, dem Manne dienend, manchmal auch selbst- und karrierebewußt. Gleichzeitig erfuhren die Frauen in Ostdeutschland mit am stärksten die Unbilden des Kapitalismus: Sie sind stärker von Arbeitslosigkeit betroffen als ihre männlichen Kollegen. Sie trauen sich weniger als früher, Kinder in die Welt zu setzen – die Geburtenzahlen gingen nicht nur drastisch zurück, Frauen ließen sich sogar sterilisieren, um auf dem Arbeitsmarkt konkurrenzfähig zu bleiben. Entsprechend veranlagte Frauen reagieren auf die als ängstigend und belastend empfundenen Umschwünge mit Eßstörungen.

Angsterkrankungen treten in den neuen Bundesländern verstärkt auf. Körperlich äußern sie sich als Schwindel, Herzrasen, Bluthochdruck oder durch andere Erscheinungen. Besonders betroffen sind Männer um die 50 – sie erleben am häufigsten, daß ihre berufliche Qualifikation aus DDR-Zeiten im neuen System nicht viel gilt, sie fühlen sich entwertet, sie haben das Gefühl, umsonst gelebt zu haben und sehen hilflos zu, wie ihre langjährigen Arbeitsplätze abgewickelt, ihre Betriebe geschlossen werden.

Der Leiter eines entsprechenden Untersuchungsprojekts von Medizinern und Psychotherapeuten, der Kasseler Professor Reinhard Plassmann, hält aber auch fest, es sei erstaunlich, wie wenige Ostdeutsche insgesamt erkrankten und führt das auf einen ausgeprägten Anpassungswillen zurück. Die Menschen wollen nicht krank sein im neuen System, sondern sich eingliedern. Sie mobilisieren durch einen starken Willen ihre Abwehrkräfte, leisten wahrscheinlich überdurchschnittlich viel.

Wenn Ärzte körperliche Beschwerden der Angstkrankheiten medikalisieren, helfen sie mit, gesellschaftliche Probleme zu verdrängen. Nicht nur für Ivan Illich stützt eine iatrogene, also durch ärztliche Einwirkung erst entstandene Medizin unsere morbide Gesellschaft. Menschen werden durch die Gesellschaft krank gemacht. Sie flüchten ins Leben unter ärztlicher Aufsicht, statt gegen ihre Lebensumstände politisch aufzubegehren. Die Menschen werden behandelt, damit sie das Leben besser ertragen. Ärzte wissen das und sehen gelassen zu – schließlich profitieren sie auch direkt davon, denn mehr Krankheit bedeutet mehr Therapie, und sie genießen ihre Macht im Gesellschaftssystem. Dies Verhalten macht die Medizin zu Valium für das Volk. Ärzte und Patienten verstecken also Fehlentwicklungen der Gesellschaft in Krankheiten und weichen so den nötigen Veränderungen aus. Die angebotenen Scheinlösungen dienen dem Patienten wenig, der Gesellschaft gar nicht – sie dienen allein der finanziellen Gesundheit von seelenlosen Ärzten und gewinnsüchtigen Pharma- und Geräteherstellern. Die Gesundheitsversorgung Deutschlands steckt in einer Kulturkrise und ist gerade deshalb ein lukrativer Tummelplatz für den medizinisch-industriellen Komplex.

Ärzte in sozialer Verantwortung müssen anhand der Fälle in ihren Praxen die kränkenden Kräfte im Gesundheits-Globus erkennen, benennen und dafür sorgen, daß auf allen Ebenen die Zivilisations- und Sozialkrankheiten behandelt werden. Denn sie sind mehr als individuelle defekte Zellen: Sie spiegeln unsere Lebensverhältnisse im engen persönlichen wie im globalen Raum, und die in den einzelnen Krankheitsfällen enthaltenen Informationen müssen wir nutzen, um unsere Lebensumwelt menschlicher zu gestalten. Dies erfordert eine neue ärztliche Haltung. Ärzte müssen bereit sein, auch mit Ungewißheit umzugehen und zu erkennen: Alle Medizin ist eine relative Kunst.

Der gute Arzt achtet den Patienten und macht Politik

Schluß mit der lieblosen Medizin!

Politik ist nichts anderes als Medizin im Großen.« Was für heutige Ohren fast anmaßend klingt, weil die Medizin eine ausgesprochen technische Angelegenheit ohne große sozialpolitische Ansprüche geworden ist – 1849 war es Aufforderung zum Handeln, denn die allgemeine Gesundheit der Bevölkerung war zu verbessern, angefangen bei der Hygiene, Wasserversorgung und Seuchenbekämpfung. Und heute? Die Gesundheit der Bevölkerung ist ebenfalls zu verbessern, aber unsere Seuchen sind Sozial- und Zivilisationskrankheiten.

Der Mann, der Mitte des 19. Jahrhunderts von besseren Lebensverhältnissen für alle träumte, beließ es nicht beim Traum. Rudolf Virchow trat als Arzt und Reichstagsabgeordneter der Fortschrittspartei für die Belange der Schwachen ein. Berlin verdankt ihm die Kanalisation, außerdem die Fleischbeschau, die er gegen den erbitterten Widerstand der Schlachter damals durchsetzte.

Überliefert sind seine flammenden Redegefechte mit dem Reichskanzler Bismarck. Leicht könnte man seine Forderungen heute abtun, denn die großen, damals auf die Gesundheit drückenden Probleme sind gelöst: Hygiene, Wohnung, Arbeitszeit – alles änderte sich so, daß es der Gesundheit dienlich ist. Aber wie kommt es, daß Virchows leise Töne heute noch so wahr sind wie damals? Wer für die öffentliche Gesundheit kämpfen will, meinte Virchow, müsse sorgen für die Veränderung der Gesellschaft und ihrer natürlichen und sozialen Verhältnisse, wenn sie die Gesundheit hemmen. Weiter müsse man für das Individuum kämpfen, wenn es gehindert wird, für seine Gesundheit einzutreten.

So wie im 19. Jahrhundert die Armut und die mangelnde Hygiene Krankheiten brachten, führt heute die ausgeprägte Leistungsgesellschaft zu Zivilisations- und Sozialkrankheiten. Kopfschmerzen, Verspannungen und Rückenleiden, Magenschleimhautreizungen – und Geschwüre – wer genauer hinsieht versteht: die sozialen Verhältnisse – sie sind danach. Wer also eine ungehemmte öffentliche Gesundheit will, muß die Gesellschaft und ihre Bedingungen ändern.

Wer die Gesundheit aller will, muß eben eintreten für das einzelne Individuum, wenn es an der Entfaltung seiner Gesundheit gehindert wird. Tut der Arzt dies heute, wenn er stillschweigend den Kontrakt mit dem Patienten schließt: »Rezept gegen Krankenschein, dafür behellige ich Dich nicht mit Fragen nach Deinen Lebensverhältnissen, die Du oder wir ändern müßten, um gesünder zu leben. Und Du drängst mir Deine privaten Probleme nicht auf, die ich so ernst nehmen müßte wie Dich als ganze Person, wollte ich Deine Selbsthilfekräfte aktivieren und Dich als autonomes Wesen begleiten, statt Dir einfache Lösungen in Form eines Rezepts anzubieten«? Wenn es Virchow noch darum gehen mußte, den einzelnen beim Kampf für eine trockene Wohnung zu unterstützen, würde der Grandseigneur die Freiheit des Individuums, für seine Gesundheit einzutreten, heute gewiß im Sinne der Gesundheitsbewegung definieren: als Freiheit, eigenverantwortlich die Balance zwischen seinen inneren Möglichkeiten und seinen äußeren Bedingungen zu finden, dies mit Unterstützung und Begleitung eines Arztes, der den autonomen, nicht den abhängigen Patienten fördert.

Für den Arzt tritt neben die Aufgabe, dem einzelnen Patienten zu helfen oder ihn zu begleiten, eine übergreifende: Er muß seine Erkenntnisse der Gesellschaft zur Verfügung stellen, damit sie »kränkende« Umstände und Verhältnisse ändern kann. Aus der Medizin im kleinen muß Medizin im Großen, sprich Politik werden.

Ein Zusammenschluß von Ärzten hat bisher am erfolgreichsten und aufsehenerregendsten klare politische Ziele formuliert: Die Vereinigung der Ärzte gegen den Atomkrieg (IPPNW). Aus ihren Beobachtungen von Atom-Opfern haben Ärzte weltweit gefolgert: Es reicht nicht, mit ärztlichen Mitteln die Leiden der Strahlenopfer zu mindern, mit neuesten Erkenntnissen das geschädigte Rückenmark zu operieren und gleichzeitig hilflos zuzusehen, wie die strahlengeschädigten Gene auch die Kinder und Enkelkinder der Atomopfer krank machen. Neben den Symptomen gilt es, die Ursache der Krankheiten zu bekämpfen: das atomare Potential der Erde, ob als Atombomben der Atommächte oder als Zeitbomben in Form von Atomkraftwerken.

Im Fall der Ärzte gegen den Atomkrieg hat das Komitee für den Friedensnobelpreis eine wegweisende Entwicklung erkannt und die IPPNW daher 1985 mit dem Friedensnobelpreis ausgezeichnet. Ironie der Geschichte und Zeichen für den Wandel in der Naturwissenschaft, daß ein anderes Nobel-Komitee 1938 Enrico Fermi, der maßgebliche Vorarbeit für Atombombe und Atomkraftwerke geleistet hat, mit dem Nobelpreis für Physik auszeichnete. Die IPPNW zeigt, wie politisch verantwortliches Handeln von Ärzten ansetzen kann: Schon in den 50er Jahren warnten Mediziner, an ihrer Spitze Albert Schweitzer, ebenfalls Träger des Friedens-Nobelpreises, vor den Folgen atomarer Verseuchung für den Menschen und die Natur. Sie stellten mit anderen Worten die Frage, ob das Machbare auch ethisch verantwortbar ist. Selbstverständlich darf man diese selbstkritische Überprüfung auch von Atomphysikern wie von allen anderen Machern erwarten, aber wenn sie ausbleibt, wenn die Öffentlichkeit nur langsam selbst aktiv wird – dann müssen sich Ärzte als Anwalt für die Gesundheit der Menschen und auch der Natur zu Wort melden.

Wenn die Ärzte gegen den Atomkrieg also durch die Strahlenschäden alarmiert politische Entscheidungen gegen das Atom fordern, übersetzen sie individuelle Krankheitszeichen wie Krebs oder die Genschäden von Bestrahlungsopfern in politische Ansprüche nach Veränderung. Sie orientieren sich an Spuren im Gesundheits-Globus und agieren auf allen Ebenen für Veränderungen. Dies sollte nicht nur bei der Atomfrage so sein, obwohl sie zugegebenermaßen die Existenz der gesamten Menschheit, der kommenden Generationen und ihres Lebensraums Erde bedroht. Ebenso wichtig wäre es, aus den Millionen von Rückenleiden in der Bundesrepublik den Schluß zu ziehen: Wir müssen den Streß am Arbeitsplatz, mithin die extremen Auswüchse der Leistungsgesellschaft abbauen.

Auch kränkende Arbeitsbedingungen sind ein Arbeitsfeld für Ärzte – sie müssen nicht warten, bis die gekränkten Patienten zu ihnen kommen. Der israelisch-amerikanische Sozialepidemiologe Aaron Antonovsky hat ein Konzept der Gesundheits-Entfaltung (Salutogenese) im Kontrast zur Krankheitsentstehung (Pathogenese) wissenschaftlich fundiert, das Grundlage eines gesundheitszentrierten Denkens in der Medizin werden könnte: Individuen und Gruppen bleiben trotz hoher Belastung dann eher gesund, wenn sie die Anforderungen und Zumutungen selbst vorhersehen, wenn sie darauf selbständig reagieren können. Wer die Welt versteht und spürt, daß er sie beeinflussen kann, lebt gesünder. Es sind also nicht immer angeborene oder in der frühkindlichen Entwicklung seelisch verankerte »Veranlagungen«, die kränken oder heilsam wirken, sondern auch die unmittelbaren, tagtäglich erlebten sozialen Bedingungen. Es ist folgerichtig, wenn Manager großer Unternehmen unter Schlagworten wie corporate identity, lean production, human resource oder sozialer Produktivität auch Gesundheitspflege betreiben, selbstverständlich aus betriebswirtschaftlichen Gründen.

Millionen von Alkoholabhängigen sollten uns zu der Erkenntnis bringen: Wir müssen uns mit den Bedingungen auseinandersetzen, die Alkoholkonsum fördern. Wir können die Augen vor Lebenskrisen nicht so lange verschließen, bis sie als gebrochenes Bein nach Treppensturz in alkoholisiertem Zustand unters Messer kommen. Dafür brauchen wir natürlich nicht tausend einzelne Vereinigungen »Ärzte gegen Streß am Arbeitsplatz«, »Ärzte für alkoholfreie Erfrischungsgetränke« oder »Ärzte pro verkehrsberuhigte Zonen«. Wir haben vielmehr die Kassenärztlichen Vereinigungen und Ärztekammern, die lediglich ihren Auftrag neu und zeitgemäß definieren müßten. Also weg von den Besitzstands-Bewahr-Vereinen und hin zu Gesundheits-Sicherstellungs-Einrichtungen.

Den Ärztekammern als Vereinigungen aller Ärzte der jeweiligen Bundesländer beispielsweise ist diese Aufgabe vom Gesetzgeber eigentlich ohnehin schon übertragen. In der Bundesärzteordnung heißt es: »Der Arzt dient der Gesundheit des einzelnen Menschen und der gesamten Bevölkerung.« Den zweiten Teil des Auftrags bräuchte man nur ernster zu nehmen.

Bislang beschäftigt sich die Selbstverwaltung der Kassenärzte (KV) mehr oder weniger unverbrämt mit der Sicherung der eigenen Position, insbesondere der finanziellen. Besitzstandswahrung und -mehrung wird nur notdürftig mit dem Streben fürs Wohl des Patienten kaschiert. Ebenso verstanden sich die Selbstverwaltungskörperschaften aller Ärzte, die Kammern, bisher mehr als Interessenvertretung des Berufsstands und kümmerten sich ebenfalls um Pfründesicherung. Sie sollten ihr Selbstverständnis wandeln und sich wie Wirtschaftsunternehmen eine corporate identity, ein einheitliches Erscheinungsbild in der Öffentlichkeit, schaffen: als Interessenvertretung für eine wirksame, kostengünstige und vor allem menschliche Gesundheitssicherung. Die Selbstverwaltung muß sich wandeln, die Kommunikation zwischen Ärzten und Bevölkerung fördern und sich zum Anwalt der Kranken, Armen und Schwachen machen.

Die Kammern können nach innen, also auf die Ärzte, wirken, ebenso durch Öffentlichkeitsarbeit auf die Bevölkerung und auf die Politik. Ohne Zweifel prägen Auftreten und Ansehen der Ärzte die gesellschaftliche Umgangsweise mit Gesundheit und Krankheit, denn heute stellt der Arzt die Leitprofession im Gesundheitswesen dar. Daß er von dieser Allmachtsrolle etwas abgeben sollte an die anderen Professionen, an Laien und last but not least an die Patienten selbst, ist eine andere Sache. Aber noch blicken alle auf die Ärzte, und daher müssen die Beobachtungen aus den Praxen in politische Forderungen umgemünzt werden.

Glaubt man an einen möglichen Wandel der Ärzteschaft, so gehen die ersten Schritte zur Änderung von ihren Ärztekammern aus. Neben der großen Forderung »Der gute Arzt macht Politik«, nicht Machtpolitik, seien den Ärzten drei weitere Forderungen mit auf den Weg gegeben, die nicht minder wichtig sind: Der gute Arzt weiß, was Liebe ist, der gute Arzt kritisiert die Medizin und der gute Arzt achtet den Patienten.

»Liebe ist kein Gefühl«, sagt Erich Fromm. Menschen hätten Schwierigkeiten, ihre Fähigkeit zum Lieben zu entwickeln. Jeder Arzt ist auch Mensch. Für seine Aufgabe muß er versuchen, seine ganze Persönlichkeit zu entwickeln. Er braucht eine Orientierung, in der er »seine Abhängigkeit, sein narzißtisches Allmachtsgefühl, den Wunsch andere auszubeuten, oder den Wunsch zu horten, überwindet« (Erich Fromm).

Die Bildung der Arztpersönlichkeit ist daher eine der wichtigsten Aufgaben des ärztlichen Standes. Die Ärztekammern sollten dies festschreiben und entsprechend fördern. Der Psychosomatiker Thure von Uexküll faßt zusammen: »Nur ein zufriedener, mit sich selbst im Einklang stehender Arzt kann auch ein guter Arzt sein.«

Die Theorien von der Medizin bestimmen unsere Wirklichkeit, denn sie beeinflussen das ärztliche Handeln. Das heißt: Eine herkömmlich naturwissenschaftliche und nicht psychosomatisch, ganzheitlich orientierte Medizin führt dazu, daß der Patient als Maschine angesehen wird, die es zu reparieren gilt. Wenn Ärzte die Medizin kritisieren, tun sie etwas für die ärztliche Selbstachtung. Die Entwicklungen der medizinischen Technik verlangen, daß wir uns immer wieder fragen: Was ist technisch möglich – und ethisch verantwortbar. Bei jedem Patienten aufs neue muß insbesondere der Krankenhaus-Arzt immer wieder für sich klären: Was ist medizinisch sinnvoll? Was ist menschlich angemessen? Was ist ärztlich verantwortbar? Was wollen die Patienten wirklich?

Wiederum ist es die ärztliche Selbstverwaltung, die sich um eine ärztliche Ethik bemühen muß. So können die Ärzte dann ihren Teil der Verantwortung für die Medizin als Ganzes übernehmen, also für Institutionen und Wissenschaft. Sie teilen diese Verantwortung mit Kassen, Politikern, Pharmaindustrie und Patienten.

Ärzte haben sich angewöhnt, Patienten ausschnittsweise zu betrachten. Da gibt es den Krebs in der linken Brust. Er wird operiert, bestrahlt, chemotherapiert. Im praktischen Leben gibt es diesen Krebs der linken Brust nicht. Da lebt eine Frau, die Krebs hat. Sie, als ganze Person mit ihren Ängsten, Depressionen und Zweifeln sollte der Arzt wahrnehmen, denn sie sucht nicht nur Hilfe für den Krebs in der Brust, sie braucht Hoffnung und Hilfe für ihr individuelles Leben.

Den Patienten zu achten bedeutet hier für den Arzt: den ganzen Menschen akzeptieren, ihn nicht nur mit medizinisch-technischer Hilfe versorgen, sondern seine Selbstheilungskräfte aktivieren, sein Wissen als Betroffener anerkennen und ihn ernst nehmen.

Zur Achtung vor dem einzelnen Patienten gehört auch die Achtung vor Patientenbewegungen, hier den Selbsthilfeeinrichtungen. Sie sind Emanzipationsbewegungen, die den mündigen Patienten oder den verantwortungsbewußten Partner für den Arzt bilden. Auch dies ist eine Aufgabe für die ärztliche Selbstverwaltung: Selbsthilfe fördern.

Die Ärzteschaft braucht außer einer Grundorientierung für die Handlungsweise eines jeden einzelnen Arztes auch Grundsätze für ihre aktuelle Gesundheitspolitik. Heute heißt das: Eine Ärzteschaft in sozialer Verantwortung akzeptiert, daß die Ausgaben für das Gesundheitswesen den volkswirtschaftlichen Möglichkeiten entsprechen müssen. In Zukunft konzentriert sie sich nicht mehr darauf, diese Möglichkeiten lukrativ auszuschöpfen, sondern sie schafft ökonomisch sinnvolle Anreize für vernünftige, fachlich wie menschlich angemessene Problemlösungen im Gesundheitswesen. Sie übernimmt gesellschaftspolitische Verantwortung dafür, die verfügbaren Mittel sparsam einzusetzen und optimal zu nutzen.

Das derzeit festgeschriebene Gesundheitsbudget wird als »Schutzdeckel« verstanden, unter dem Strukturen und Finanzierungen im Gesundheitswesen neu geordnet werden können. Alle gesundheitspolitischen Überlegungen der Ärzteschaft folgen dem Solidaritäts- und Subsidiaritätsprinzip des Sozialstaats. Was Bürger miteinander, Ärzte untereinander oder Leistungsanbieter mit den Krankenkassen lösen können, sollte der Staat nicht an sich ziehen.

Was kann ärztliche Leistung heute sein? Bei den vorherrschenden Gesundheitstörungen und Altersgebrechen ist häufig »weniger mehr«. Wenn wir die Selbständigkeit des Menschen und Patienten fördern wollen, brauchen wir ärztliche Leistung, die mit möglichst wenig technischer Diagnostik und möglichst wenig Arzneimitteln, also mit insgesamt möglichst sparsamer Medizin Gesundheitsprobleme löst. Diagnostische Verfahren ohne sinnvolle therapeutische Konsequenzen müssen weitestgehend vermieden werden. Patienten sollen keinesfalls zu chronischen Dauerpatienten werden, sie dürfen nicht abhängig werden von Therapieverfahren oder von medizinischen Einrichtungen.

Was der Patient allein bewältigen kann, sollte ihm der Arzt nicht abnehmen (Subsidiaritäts-Prinzip!), die Autonomie des Patienten steht im Vordergrund und wird entsprechend gefördert. Praktische Medizin ist also ärztliche Kunst und heilende Begegnung. Apparative Diagnostik, technische Mittel und Arzneien setzt der Arzt dabei vernünftig und wissenschaftlich begründet ein.

Ärzte bieten ihren Patienten eine Therapie zur Selbständigkeit, indem sie nicht mit Kanonen auf Spatzen schießen. Kurz zusammengefaßt heißt das: Wenn Eigenheilung möglich ist, geht sie vor, ebenso geht Selbsthilfe vor professionelle Hilfe. Wenn ambulant behandelt werden kann, keine Einweisung ins Krankenhaus. Wohnbereichsnahe stationäre Pflege und Therapie sind wichtiger als zentrale Krankenhäuser. Im Krankenhaus geht Grundversorgung vor, nicht spezialisierte Maximalversorgung. Besser Hilfen zuhause organisieren als Versorgung in den Institutionen. Ambulante Betreuung kommt vor komplementärer oder teilstationärer Unterstützung.

Bei ihren neuen Aufgaben in der Wendezeit der Medizin muß die Ärzteschaft in sozialer Verantwortung auf eine Selbstverwaltung vertrauen können, die durch Information, Organisation und Motivation allen erdenklichen Rückhalt gibt. In der ärztlichen Selbstverwaltung übernehmen die Ärztekammern bisher den eher »ethischen« Part: Sie kümmern sich um Fort- und Weiterbildung sowie um die Berufsordnung. Den »monetischen« Zweig besetzen die Kassenärztlichen Vereinigungen: Sie regeln, nach welchen Kriterien das für die kassenärztliche Versorgung zur Verfügung stehende Geld verteilt wird und vertreten die Interessen der Kassenärzte gegen vermeintlich andere – auch die von Krankenhausärzten, Krankenkassen oder Apotheken. Diese Spaltung der ärztlichen Selbstverwaltung, Verteilungskämpfe und Pfründesicherung behindern die sinnvolle Zusammenarbeit aller Ärzte in ambulanten Praxen, im Krankenhaus und im öffentlichen Gesundheitsdienst. Lähmende Interessengegensätze spalten den Berufsstand und gefährden ein einheitliches Selbstverständnis sowie die Orientierung auf das Ganze.

Ihre gesellschaftliche wie politische Aufgabe kann die Ärzteschaft nur erfüllen, wenn die Ärztekammern und Kassenärztlichen Vereinigungen mit- und nicht gegeneinander arbeiten. Dafür müssen die Selbstverwaltungskörperschaften kooperieren, sich in ihren Aufgaben sogar vereinigen.

Selbstverwaltung bedeutet Informations-Management statt bürokratischer Kontrolle. Wenn die Selbstverwaltung der Ärzte die Qualität der Gesundheitsversorgung verbessern will, erreicht sie die über Motivation, Information und Kommunikation. Jetzt vorhandene Bürokratie, zeitraubende Verwaltungsprozesse und kompliziertes Regelwerk sind entsprechend abzubauen. Tätigkeitbegleitende Supervision ersetzt bürokratische Kontrollen, Beteiligung und Verantwortung für den einzelnen verdrängen Aufsicht und Bevormundung.

Die neue Selbstverwaltung stärkt die Arztpersönlichkeit und die Achtung vor dem Patienten, sie hinterfragt die Medizin und unterstützt gesundheitsförderliche Politik.

Der Arzt hat Verantwortung für den einzelnen Kranken, aber Arzt und Patient begegnen sich als gleichberechtigte Personen, die einen therapeutischen Prozeß gemeinsam gestalten. Will der Arzt die Krankheit des Patienten in ihrem biographischen, psychosomatischen und psychosozialen Zusammenhang verstehen und behandeln, muß er selbst eine sichere und selbstbewußte Persönlichkeit sein. Die ärztliche Selbstverwaltung muß entsprechende Möglichkeiten für Fort- und Weiterbildung anbieten. Sie fördern beispielsweise persönliches Wachstum und Selbständigkeit, Bereitschaft und Fähigkeit zum kritischen Hinterfragen und erweitern damit vorhandene Weiterbildung in der Biomedizin oder Psychotherapie.

Die Selbstverwaltung hilft auch, Krankheit als das zu verstehen, was sie ist: Spezifische Antwort auf die spezifische Situation des Patienten, und nicht bloße Defektreparatur. Die Krankheit besitzt für den Kranken einen tieferen Sinn, und es gilt, mit dem Kranken gemeinsam diese Botschaft zu entschlüsseln und sie auch der Welt der Gesunden dienlich zu machen.

Die Möglichkeiten der Medizin als Wissenschaft und Institution sind ohne Ethik nicht human – auch für die Orientierung zwischen medizinisch Machbarem und ethisch Verantwortbarem muß die Selbstverwaltung Hilfestellungen anbieten.

Die neue Selbstverwaltung der Ärzteschaft verpflichtet sich, Selbsthilfekräfte der Patienten und Selbsthilfeorganisationen zu respektieren und zu fördern. So stärkt sie die Autonomie der Kranken und vermeidet Abhängigkeiten.

Die neue ärztliche Selbstverwaltung funktioniert so als öffentliches Gesundheitsgewissen und beteiligt alle Ärzte an dieser Aufgabe, sie vertritt Gesundheitsinteressen gegenüber anderen gesellschaftlichen Interessen als gesundheitspolitische Lobby.

Das Wichtigste für die neue ärztliche Selbstverwaltung ist die Frage nach dem Bewußtsein, wofür wir Ärzte eigentlich da sind: Unser erstes Ziel sollte die optimale Versorgung der Patienten sein. Diese sollten spüren: Unsere Ärzte sind die besten. Die unnötige Konkurrenz zwischen den Kassenärzten muß abgeschafft werden, jeder sollte gerecht zu dem Honorar kommen, das er für seine Leistungen und seine Art von Medizin braucht, das heißt: Das Abrechnungssystem muß völlig neu gestaltet werden. Unnötige Konkurrenz gibt es auch zwischen niedergelassenen und Krankenhausärzten, wir sollten sie also auch verwaltungsmäßig nicht trennen. In letzter Konsequenz kann das heißen: Die Politik muß die Kassenärztlichen Vereinigungen auflösen und als Abrechnungsstelle den Ärztekammern angliedern. Besser wäre, die Kassenärzte verzichteten freiwillig auf Pfründe- und Privilegiensicherung und stimmten ihre Interessen mit den anderen Beteiligten ab.

Leider – oder Gott-sei-Dank? – unterscheiden sich Ärzte kaum von anderen Menschen in unserer Leistungsgesellschaft. Sie sind oft auch ich-schwache Individuen, und jede Art von Veränderung macht ihnen Angst. Daran liegt es, daß sie die dringend notwendigen Änderungen im Gesundheitswesen nicht aktiv vorantreiben. Lieber halten sie krampfhaft am Althergebrachten fest, stützen das Gebäude, das zusammenzubrechen droht. Sie verkennen dabei, daß sie noch aus eigenem Antrieb und vergleichsweise selbstbestimmt regeln können, welche Rolle die Ärzte in den kommenden Jahrzehnten in unserer Gesellschaft übernehmen werden. Steigende Kosten, geänderte politische Ziele könnten schnell dazu führen, daß die Politik den Ärzten eine neue Rolle zuweist. Von den Krankenkassen mit ihren verkrusteten Verwaltungen haben die Ärzte wenig zu befürchten, aber auch sie könnten theoretisch ärztliche Aufgaben neu festlegen. Auch die Patienten könnten mit neuen Forderungen an die Ärzte herantreten, was kaum anzunehmen ist. Es bleibt unverständlich, warum die Ärzteschaft noch nicht auf die Rufer in den eigenen Reihen hört, die bei den Wahlen zu den einzelnen Landesärztekammern bis zu 40 Prozent der Stimmen erreichen. Bei einem anderen Wahlsystem für die Ärzteparlamente wären sie heute schon weiter.

Das Wahlsystem für die Kassenärztlichen Vereinigungen und Ärztekammern ist historisch gewachsen: Es handelt sich zumeist um ein Mehrheitswahlrecht, wie es auch in Großbritannien angewandt wird, im Gegensatz zu den Wahlen in Deutschland, die dem Verhältniswahlrecht folgen. In den Anfängen der ärztlichen Selbstverwaltung, in den 20er Jahren, mag die Persönlichkeitswahl als Mehrheitswahl sinnvoll gewesen sein, man kannte die einzelnen Ärzte und das Programm, für das sie eintraten. Heute werden Listen gewählt, exponiert sind nur die Vorzeigekandidaten an der Spitze. Mehrheitswahlrecht führt immer dazu, daß die stärkste Gruppe überrepräsentiert vertreten ist. In der Delegierten-Versammlung der Berliner Kassenärztlichen Vereinigung sitzen also 90 Prozent Abgeordnete der sogenannten Facharztliste, die praktischen Ärzte und Allgemeinärzte haben einen Anteil von 10 Prozent, obwohl sie 40 Prozent der Berliner niedergelassenen Ärzte ausmachen. Im Vorstand, der maßgeblich von Fachinternisten gestellt wird, sitzt nur ein praktischer Arzt als abhängiger Vorzeigekandidat der Facharztgruppe. Die fehlende Opposition in den meisten Ärzte-Gremien verhindert dringend nötige Innovationen, unterdrückt neue Impulse und Denkanstöße, die bitter nötig wären. Die Ärzteschaft blockiert also durch die Art, wie sie ihre Mitbestimmung organisiert, den Fortschritt. In den Bundesländern Hamburg und Bremen mußte den Ärztekammern für ihre Delegiertenversammlung das eine gesunde Opposition fördernde Verhältniswahlrecht politisch aufgedrückt werden.

Die Ärztekammer Berlin ist seit 1986 als einzige Ärztekammer von den Kräften aus der Gesundheitsbewegung bestimmt, und wir haben schon einiges erreicht. Als Reformer müssen wir zwangsläufig polarisieren. So stellen wir glasklare Diagnosen zur Krankheit des Systems – und erst danach ist Therapie möglich. Gleichzeitig müssen wir integrieren. Nach der Wende haben wir die Ost-Berliner Kollegen überproportional stark im Kammer-Vorstand beteiligt: Von elf Vorständlern waren 1993 fünf aus dem Osten. So konnten sie die Wahrnehmungen, Probleme und Meinungen der Ost-Kollegen viel stärker einbringen. Ihnen war anfangs unverständlich, warum Ärzte und Kassen nicht viel enger zusammenarbeiten, warum es – im Gegensatz zur DDR – keine ausgeprägte Kultur gibt, mit ärztlichen Fehlern, etwa im Krankenhaus, umzugehen.

Versagt die ärztliche Selbstverwaltung vor den anstehenden Aufgaben, wollen Politiker oder Kassen aber anders arbeitende Ärzte, können sie dies mit ihrer Macht durchaus durchsetzen, entsprechend auch die Arbeitsbedingungen für Ärzte neu festlegen, bis hin zum öffentlichen oder staatlichen Gesundheitsdienst oder festangestellten Kassenärzten. Folgerichtig könnte es etwa sein, ein neues Arztsystem einzupassen in ein kommunales Gesundheitssystem, das nicht mehr auf den Arzt konzentriert ist, sondern Laien, Selbsthilfegruppen und Gesundheitsberufe miteinbezieht. Das würde einen radikalen Umbruch im Berufsbild des Arztes bedeuten, künftig einen neuen Typ von Student zum Medizinstudium locken, der seine Ansprüche an psychosoziale und sozialpolitische Gesundheitsversorgung nicht in der Realität langsam abschreiben muß, sondern verwirklichen kann. Ältere, konservative Kollegen jedoch dürften mit einem so radikalen

Wandel größere Probleme haben als die Kolleginnen und Kollegen aus dem Osten mit dem für sie neuen System der Bundesrepublik nach der Wende.

Es liegt an den Ärzten zu entscheiden, ob sie von sich aus für die Gesundheit der gesamten Bevölkerung, also auch für unsere Lebensbedingungen, streiten wollen. Noch haben sie die Freiheit, dies selbst zu entscheiden und damit auch die Umstände, unter denen sie arbeiten. Wir werden es uns auf die Dauer nicht leisten können, den teuer ausgebildeten und bezahlten Ärzten nur Reparaturaufträge der kleinsten Teilchen im System zu überlassen, statt ihre Erkenntnisse als Frühwarner im Kommunikationsnetz des Lebens zu nutzen. Wir rufen auch den Handwerker nicht ein zweites Mal, der stillschweigend die lockeren Schrauben an der Waschmaschine nachzieht und uns verschweigt, daß die marode Dichtung für ein paar Pfennige demnächst hin sein wird, nur damit er sich einen größeren und für uns teureren Auftrag sichern kann.

Weil die Ärzte im Gesundheitswesen die führende Rolle innehaben und die Verwendung von 80 Prozent der zur Verfügung stehenden Mittel steuern, sind sie besonders dazu verpflichtet, zur Lösung der sozialpolitischen Krise in Deutschland beizutragen. Sie müssen gemeinsam mit den Krankenkassen eine grundlegende Gesundheitsreform vorantreiben, die mehr ist als Kostenoptimierung im unveränderten System. Dafür sollten sie die medizinischen Institutionen und Organisationsweisen überprüfen und so verändern, daß sie eine optimale Gesundheitsversorgung für die Bevölkerung erreichen, die medizinisch sinnvoll ist, ärztlich begründet, menschlich angemessen und auch wirtschaftlich – eine Medizin für Individuen und Gesellschaft.

Noch werden die Ärzte von Krankenkassen und Politikern nicht in die Pflicht genommen, wie diese es durchaus könnten. Die gegenwärtige Krise ist auch eine Bewährungsprobe für die Ärzteschaft: Die Zukunft ihres Berufes ist unmittelbar mit einem wirksamen und finanzierbaren Gesundheitswesen verknüpft. Die Ärzte in Deutschland sind keine hilflosen Opfer des Gesundheitssystems, sondern sie haben das Schicksal ihres Berufes selbst in der Hand.

Hilf Dir selbst!

Die Selbsthilfebewegung

Böse Zungen behaupten: Eine Selbsthilfegruppe für linkshändige, lesbische, trockene Alkoholikerinnen, alleinerziehend – in Berlin gäbe es wahrscheinlich auch die. In der Tat: Berlin ist die Hauptstadt der Selbsthilfegruppen und Alternativprojekte. Mehr als 50.000 Zusammenschlüsse von Selbsthelfern schätzt man bundesweit, in Berlin dürften es rund 5.000 sein, darunter Rheumatiker und Anfallskranke, Neurotiker und Irre, Infarktbehandelte und Dialysepatienten ebenso wie die »Silberdisteln«, die offensiv altern wollen, oder die Anonymen Spielsüchtigen.

Inzwischen gibt es kaum einen Lebensbereich ohne entsprechende Selbsthilfegruppe. Hier finden Betroffene Kontakt zu anderen Betroffenen. Sie lernen voneinander, bewältigen ihre Krankheit oder ihre Probleme besser, werden in gleicher oder ähnlicher Lage gemeinsam aktiv. Meist gelangen Hilfesuchende in die Gruppe, weil vorhandene institutionelle oder familiäre Unterstützung nicht reicht. »Kontaktreiche Beziehungslosigkeit« nannte der Selbsthilfegruppen-»Papst« der Bundesrepublik, Michael Lukas Moeller, die Hauptwunde unserer sozialen Gemeinschaft. Immerhin: Die kranke Gemeinschaft reagierte darauf und organisierte fehlende Beziehungen. Das soziale Bindegewebe sucht eigene Wege zur Heilung seiner Krankheiten.

Viele Ärzte fühlten sich durch das Entstehen von Selbsthilfegruppen herausgefordert, und das war gut so. Selbsthilfegruppen bezweifeln die medizinischen

Erklärungen von Gesundheit und Krankheit. Sie bekämpfen die Bilder bestimmter Krankheiten, Lebensweisen oder Empfindungswelten, die sich in der Gesellschaft festgesetzt haben, nicht zuletzt häufig durch den großen Einfluß der Schulmedizin. Da gehen körperlich Behinderte selbstbewußt in die Offensive und bezeichnen sich als Krüppel. Homosexuelle Männer haben lange das früher abfällig gemeinte »schwul« entschärft, indem sie es als Kampfbegriff benutzten. Medizinische Diagnosen wie Schizophrenie bringen Menschen dazu, sich in einer »Irren-Offensive« zusammenzuschließen. Ihre Botschaft: Unser Anderssein ist normal.

Die Selbsthilfe ergänzt die ohnehin bestehenden Beziehungsnetze: Denken wir an eine Frau mit Krebs. Für die spezialisierten Mediziner ist sie der »Brustkrebs links«. Der Krebs wird operiert, bestrahlt, chemotherapiert. Doch im praktischen Leben ringt eine Frau mit einer lebensbedrohenden Krankheit! Entsprechend kämpft sie mit ihren Ängsten, Sorgen, Depressionen, Zweifeln. Die institutionalisierte Medizin läßt den Krebspatienten meist allein mit seinen Nöten. Wer hilft da? Die Hauptlast und Fürsorge übernehmen meist Familie, Partner, Freunde. Zu dem, was die Menschen immer schon leisteten und immer noch leisten, kam jetzt die neue Form von sozialer Gemeinschaft: die quer zu den bekannten Beziehungen gebildete Selbsthilfegruppe. Sozialwissenschaftler nennen sie die neuen, kleinen, sozialen Netze und empfehlen kleinräumige Netzwerkförderung.

Mitglieder von Selbsthilfegruppen nutzen in der Gruppe bewußt ihre eigenen Kräfte, so wie es andere Menschen auch, aber unorganisiert tun. Denn die meisten Menschen versuchen zuerst, sich selbst zu heilen, bevor sie einen Arzt aufsuchen. Mehr als 75 Prozent der morbiden Episoden, wie Soziologen »Alltagswehwehchen« nennen, werden im Laiensystem, ohne ärztliche Hilfe bewältigt. Man kann das Laiensystem also als Basis aller sozialen und individuellen Heilungsprozesse ausmachen. Motto: »Mit Arzt dauert die Grippe eine Woche, ohne – sieben Tage.«

Bereits Hippokrates stellte die Verhältnisse klar: »Der Arzt ist nur der Helfer, der Patient selbst aber der Arzt.« Diese alte Tatsache wird von der Selbsthilfebewegung nur wieder belebt. Dennoch schließen sich höchstens meist fünf Prozent der Betroffenen einer Problemgruppe zur Selbsthilfe zusammen. An der Spitze stehen die Alkoholiker und Körperbehinderten, während es bei Krebspatienten nur ein bis zwei Prozent sind.

Das Interesse der Bevölkerung an Selbsthilfegruppen ist laut Umfrageergebnissen groß: Immer mehr Menschen sind grundsätzlich bereit, sich mit dieser Idee zu beschäftigen. Früher hätte ich dies noch als Hinweis auf tiefgreifende gesellschaftliche Wandlungsprozesse verstanden, heute ist mir bewußt, daß die Menschen zum Handeln noch mehr brauchen als Bereitschaft: Sie brauchen Anstöße durch noch mehr öffentliche Aufklärung oder – warum nicht – durch entsprechende Beratung durch ihren Arzt. Ein entsprechendes Honorierungssystem sollte fördern, daß Ärzte ihre Patienten in die Selbständigkeit und Selbstheilung »abgeben«, statt sie an sich zu binden und ihre Betreuung und Beratung an Krankenscheine zu binden.

Nicht nur in Berlin arbeiten auch Gesundheitszentren und Ärzte mit Selbsthilfegruppen zusammen. Sie wurden seit Beginn der 80er Jahre zur neuen Zauberformel, die hilflosen Helfern, ohnmächtigen Patienten, Medizinkritikern und Kostendämpfern Auftrieb gab. »Es zeigt sich, daß die bisherigen Formen sozialpolitischen Handelns nicht nur an ihre finanzielle, sondern vor allem auch an ihre inhaltlichen Grenzen stoßen.« Was sich hier weit fortschrittlicher anhört als heutige christdemokratische Überlegungen zum Gesundheitsstrukturgesetz, war 1985 die offizielle Begründung des Berliner CDU-Senats für die Förderung der Selbsthilfegruppen in der Stadt mit 7,5 Millionen DM. CDU-Gesundheitssenator Ulf Fink hatte pragmatisch erkannt: Mit jeder Mark für Selbsthilfe erreichen wir mehr für die Gesundheit als durch denselben Betrag für andere Maßnahmen.

Die Selbsthilfebewegung entsprach in ihrem Anspruch dem auch von vielen Christdemokraten vertretenen Prinzip der Subsidiarität und Solidarität nach der katholischen Soziallehre: Es sieht vor, daß die Selbsthilfefähigkeiten des einzelnen Menschen gestärkt werden und staatliche Hilfe nur dort bereitgestellt, wird, wo der einzelne oder die kleine soziale Gruppe Probleme aus eigener Kraft nicht mehr lösen kann. Der CDU-Mann Fink wurde in Berlin zum Selbsthilfe-Senator. Er erkannte früher als etwa die meisten Sozialdemokraten die neuen sozialen Fragen und die Heilkraft der Alternativ-Projekte mit ihrer dezentralen Selbständigkeit.

Eine der ältesten und zugleich erfolgreichsten Selbsthilfegruppen ist die der Anonymen Alkoholiker. Die Medizin hatte Alkoholkranke nie besonders geschätzt. Ihre Ausgrenzung führte die Betroffenen dazu, ihr Schicksal in die eigenen Hände zu nehmen. Viele andere Gruppen organisieren sich nach dem Vorbild der Anonymen Alkoholiker, etwa Eßsüchtige oder Selbsthilfegruppen für emotionale Gesundheit. Voraussetzung, um bei den Anonymen Alkoholikern mitmachen zu können, ist einzig der Wunsch, mit dem Trinken aufzuhören. In der Gruppe findet der Abhängige ein offenes Ohr für seine Probleme, kann auch aus der Situation der anderen Kraft und Hoffnung schöpfen. Der trockene Alkoholiker hat hier den Rückhalt, den er für den Alltag mit seinen Tücken für den Abstinenzler braucht. Bei den Anonymen Alkoholikern zeigt sich, wie fließend die Übergänge von der Laien- zur Fremdhilfe sind: Sie richteten Familiengruppen für Ehepartner, Verwandte und Freunde ein und sogar Gruppen für die Kinder von Alkoholikern.

Auch die Initiative »Frauen nach Krebs« ist ein Beispiel dafür, wie die Laienhilfe aus ihrem engeren Kreis heraustritt, sich sozial und medizinisch engagiert. »Frauen nach Krebs« ist heute bundesweit an vielen Orten vertreten. Hier fanden und finden viele Krebspatientinnen Verständnis und vorgelebten Mut, mit oder nach der Krankheit weiterzuleben. Und diese Gruppen dürften zu denjenigen gehören, die auch Ärzte häufig empfehlen weil sie genau wissen: Was die Frauen hier aneinander und untereinander leisten, können wir nicht aufwiegen.

Die Wirkung von Zuwendung und Nähe auf den Krankeitsverlauf ist wissenschaftlich nachgewiesen. Eine US-amerikanische Studie hat beispielsweise die Wirkung von psychosozialer Zuwendung, Gesprächen und Selbst-Hypnose auf Brustkrebspatientinnen mit Metastasen untersucht. Die Teilnehmerinnen halfen sich auch gegenseitig und entwickelten ein starkes Zuammengehörigkeitsgefühl als Gruppe. Die Zusatztherapie wurde nach einem Jahr beendet. Die Teilnehmerinnen lebten ab Beginn der Studie durchschnittlich 36 Monate, Patientinnen ohne die Zusatztherapie lebten 18 Monate. Bei diesem Vergleich von Lebenszeit geht es jedoch auch maßgeblich um Lebensqualität: Nicht umsonst betonen Mitglieder von Selbsthilfegruppen immer wieder, wie wertvoll und hilfreich ihnen der Kontakt zu ebenfalls Betroffenen ist. Gerade lebensbedrohlich Erkrankte finden hier oft das Verständnis, das eine »normale«, den Tod ausgrenzende Umwelt und die Medizin nicht aufbringen können.

Wir müssen die Selbsthilfebewegung als eine bürgerliche Emanzipationsbewegung begreifen. Viele

Menschen lernen hier, Probleme selbst zu lösen ohne auf Autoritäten zu warten, sie befreien sich aus inneren oder äußeren Abhängigkeiten von anderen Menschen und erproben neue Lebensweisen. Häufig wird das Persönliche dann auch politisch: Mehr persönliche Selbständigkeit vermittelt gleichzeitig Kraft, Mut und Zuversicht über die Gruppenarbeit hinaus. Häufig fordern Selbsthilfegruppen Verbesserungen in der medizinischen oder sozialen Versorgung – sie kennen die Lücken nur zu gut. Ihre Glaubwürdigkeit in der Öffentlichkeit ist entsprechend groß. So ist es den Frauenzentren gelungen, die Praxis des Frauenarztes und Geburtshilfe in Kliniken menschlicher zu gestalten. Das »Rooming-in«, Kinder und Mütter nach der Geburt in einem Zimmer, sind heute schon fast selbstverständlich möglich.

Wenn Selbsthilfegruppen in den Vorsorgebereich vordringen und neben den persönlichen Krankheiten auch die Ursachen dafür angehen, dann wird ihre Tätigkeit häufig brisant. Es ist ein Unterschied, ob Infarkt-Patienten sich zum gemeinsamen, ruhigen Fitneßtraining treffen, oder ob sie sich gegen krankmachende Arbeits- und Lebensbedingungen wenden. Politiker können es nicht ignorieren, wenn Eltern von Pseudo-Krupp-Kindern nicht nur die beste Sofort-Hilfe für das Kind bei einem Anfall und die unterschiedlichen Qualitäten ihrer Kinderärzte austauschen, sondern Luftanalysen und als Konsequenz daraus schärfere Auflagen für die Betreiber umweltschädlicher Fabriken in der Region fordern.

Auch kranke oder gekränkte Menschen kommen also über ihre persönliche Situation zum politischen Handeln. Sie fordern grundlegende soziale Veränderungen. Für Ärzte habe ich anhand des Gesundheits-Globus' ohnehin gefordert, daß sie die Krankheiten der Menschen als Indizien nehmen sollten, um die Krankheiten außerhalb des Körpers und der Seele zu finden und zu bekämpfen: sei es eine Krankheit der Gesellschaft, der Nation oder der Umwelt. Natürlich sollten sie dabei auch Anregungen von Betroffenen aufnehmen und mit Selbsthilfegruppen und anderen Interessierten zusammenarbeiten.

Unser künftiges Gesundheitswesen (und natürlich auch das bestehende) muß das Können und Wollen, die Leistung der Selbsthilfegruppen bewußt nutzen. Selbsthilfe entdeckt laienmedizinisches Wissen wieder, das durch die professionelle Medizin verdrängt wurde. Sie vermittelt notwendige Kenntnisse und Fähigkeiten zur Gesundheitsförderung und zur Krankheitsbewältigung. Selbsthilfe ordnet die Zuständigkeiten bei medizinischen »Dienstleistungen« zwischen Experten und Laien sinnvoll neu, und sie fördert die partnerschaftliche Kooperation auch zwischen Arzt und Patient, weil sie den Patienten unabhängiger macht. Selbsthilfe wirkt in der Öffentlichkeit für Gesundheitsbewußtsein und Vorsorgeverhalten.

Die Konkurrenz zwischen Laien-System und Profi-System wird heute sowohl von materiellen Interessen der Ärzte bestimmt als auch von ihrem Unwillen, Kompetenz und Macht in Gesundheitsfragen abzugeben. Ärzte beschränken ihre Zuammenarbeit meist auf Vermittlung und wohlwollende Distanz. Psychologen oder Sozialarbeiter dagegen beteiligen sich oft aktiv am Werden der Selbsthilfevereinigung; manchmal entwickeln sie auch ein neues Berufsbild: den Selbsthilfeförderer.

Noch in den 80er Jahren hatten Ärztefunktionäre Selbsthilfe als patientenschädlich verteufelt. Nur langsam wuchs das Verständnis. Heute betreiben nach einer Modellförderung durch die Bundesregierung auch einige Kassenärztliche Vereinigungen Selbsthilfe-Kontakt- und Informationsstellen.

Ein Allgemeinarzt in Stuhr bei Bremen wurde zum Pionier der Einbindung von Selbsthilfe in die kassenärztliche Versorgung. Heute finanziert die Gemeindeverwaltung diese Arbeit mit einer DM pro Bürger und Jahr! Einige andere aufgeschlossene Ärzte haben Selbsthilfegruppen persönlich ins Leben gerufen. Sie beraten und begleiten Laiengruppen im Sinne von gruppendynamischer Betreuung und geben fachbezogene Information weiter. Ihr Motto lautet »Zuhören und reden statt Technik und Pillen«. Diese Arbeitsform läßt sich aber nicht ins geltende Honorarsystem zwängen. Im Gegenteil: Hilfe zur Selbsthilfe wird mit Honorarverlust bestraft, denn der Patient in der Selbsthilfegruppe nimmt weniger ärztliche Leistung in Anspruch.

Betrachten wir den Selbsthilfesektor unter Kostengesichtspunkten, so wird deutlich, daß Selbsthilfe viel Gesundheit zu einem günstigen Preis anbietet. Die Allgemeine Ortskrankenkasse (AOK) Berlin beispielsweise zahlte 1991 pro Versichertem 2.236 DM für Krankenhauspflege, 642 DM für ambulante ärztliche Behandlung, 344 DM für zahnärztliche Behandlung, 551 DM für Arzneien, 232 DM für Verband-, Heil und Hilfsmittel und 114 DM für häusliche Krankenpflege, aber nur 4,81 DM für soziale Dienste und Gesundheitsförderung. Der Senat von Berlin förderte 1992 Selbsthilfeprojekte mit 13,3 Millionen DM, wobei fast die Hälfte auf den Bereich Gesundheit entfiel, ein weiterer großer Teil in soziale Projekte floß, kleinere Anteile förderten etwa Behinderten-, Frauen- oder Ausländergruppen. Gefördert wird allerdings in der Regel Infrastruktur: also Vermittlungs- und Beratungsdienste, die das Entstehen von Selbsthilfegruppen unterstützen. Die Berliner Selbsthilfe-, Kontakt und Informationsstellen etwa werden alljährlich mit 3,6 Millionen DM gefördert. Pro Bürger werden also Kosten von drei bis vier Mark aufgewendet, häufig zahlen Selbsthilfemitglieder für ihre wichtige Arbeit selbst. Warum Krankenkassen Valium zahlen, nicht aber das Fahrgeld und den Kaffee bei der Selbsthilfe ist eine Frage, die heute ernsthaft gestellt werden muß. Soziale Ertüchtigung ist schließlich für die Gesundheit wertvoller als individuelle Aktivitätsdämpfung mit Tabletten.

Häufig werden Selbsthilfegruppen dann gefördert, wenn sie professionelle Macht akzeptieren, sich Anweisungen von Experten fügen. So werden etwa Selbsthilfegruppen nach Krebs oder chronischen Krankheiten eher unterstützt. Meist fangen sie auch schmerzliche Versorgungslücken der Institutionen auf. Die zusätzlich und angepaßt geleistete Betreuungsarbeit findet bei professionellen Helfern Anklang. Geduldet sind Selbsthilfegruppen wie die Anonymen Alkoholiker und psychosoziale Gesprächsgruppen, die solche Gesundheitsprobleme lösen, welche die Institutionen belasten und dort oftmals als störend empfunden werden. Sie entlasten Ärzte und Krankenhäuser, sie verhindern kritische Fragen und das System kann seine Mängel verstecken.

Selbsthilfegruppen jedoch, die das professionelle und institutionalisierte Gesundheitswesen in Frage stellen, werden als Bedrohung empfunden. Hier haben sich Menschen Autonomie erkämpft, die das auf Versorgung und Bevormundung ausgelegte System nicht dulden kann. Feministische Gruppen, die für die Bedürfnisse der Alten streitenden »Grauen Panther« oder die »Irren-Offensive« finden kaum Zugang zum offiziellen Gesundheitssystem. Ihre Initiative stört und verunsichert, ihre Leistung wird kritisiert und schlechtgemacht, ihre Anregungen tut man ab.

Diese Gruppen verbünden sich mit oppositionellen Gesundheitsexperten, die den Selbsthilfegruppen und ihren Mitgliedern selbstbestimmten Umgang mit ihren Problemen und Krankheiten nicht nur zubilligen, sondern dies als Bereicherung der Gesundheitsversorgung sehen, als Ausweg aus der Entmündigungssituation für Arzt und Patient.

Selbsthilfegruppen haben immer zwei Ziele: Selbstveränderung und Veränderung der sozialen Bedingungen. Ohne Veränderungen im persönlichen Bereich sind grundlegende gesellschaftliche Veränderungen nicht möglich. Und die brauchen wir, um drängende globale Probleme zu lösen. Das offizielle Gesundheitsversorgungssystem, Ärzte und Politiker sollten die Erfahrungen aus der praktischen Projektarbeit nutzen. Dazu gehört mehr als magere finanzielle Förderung: Strukturelle und inhaltliche Hemmnisse in Gesetzen, Verordnungen und Verwaltungsvorgängen müssen abgebaut, Projekte der Laien-Selbsthilfe und kritischen Gesundheitsarbeit bewußt gefördert werden. Betroffene »Experten« helfen, normale Experten zu sparen. Sie fördern allgemeines Gesundheitsbewußtsein und Vorsorgeverhalten. Der Staat zieht sich dabei nicht aus der Verantwortung, sondern er fördert sinnvoll Eigenverantwortung und Gemeinsinn: eben soziale Gesundheit. Selbsthilfe produziert Keimzellen der Hoffnung gegen die Angst in Deutschland.

Das Unternehmen Gesundheit für Deutschland

Mit modernem Management und Philosophie das System erneuern

Das Gesundheitswesen in Deutschland gleicht einem völlig desorganisierten Unternehmen: Die Finanzabteilung Krankenversicherung achtet nur auf bürokratische Kostendämpfung, die Abteilung Krankenhaus will möglichst alle Betten belegen, und die Kassenärzte in der ambulanten Versorgung jonglieren mit Krankenscheinen und Punkten. Ungesteuertes Chaos herrscht, die einzelnen Abteilungen arbeiten unabhängig voneinander, häufig sogar gegeneinander. Das gemeinsame »Unternehmensziel« Gesundheit scheint nicht überall bekannt zu sein. Die private Wirtschaft ist da weiter: Selbst kleine Unternehmen nutzen heute geistige Horizonte, um die Produktivität zu steigern. Sie entwickeln eine Unternehmensphilosophie mit einem Unternehmensziel und richten ihr Handeln daran aus. »Corporate identity« heißt das Zauberwort. Auch das Unternehmen »Gesundheit für Deutschland« kann wie ein moderner Konzern gesehen, geleitet und strukturiert werden. Unser Gesundheitswesen braucht ein modernes und cleveres Management wie andere »Non-Profit«-Dienstleistungsunternehmen auch. Und vor allem: Es braucht ein allen Beteiligten gleichermaßen bewußtes Unternehmensziel: Gesundheit!

»Lean service«, schlankes Dienstleistungsmanagement, nennen es die Unternehmensentwickler in anderen Bereichen der Volkswirtschaft. Erstaunliches tat sich in den vergangenen Jahren in der freien Wirtschaft, die in die post-industrielle Ära längst eingetreten ist. Nur im Gesundheits- und Sozialwesen will man das neue Zeitalter, die beschriebene Wendezeit, noch nicht wahrhaben.

Die heute mächtigen Standesfunktionäre, Kassenchefs und Krankenhausbetreiber haben Angst vor Veränderung. Sie bekämpfen Erneuerer, lassen sich noch von erstarrten Strukturen und selbstgerechter Arroganz leiten. Die Nutznießer der Pfründekonkurrenz-Landschaft Gesundheitswesen mit ihren lukrativen Posten oder Positionen verweigern sich dem Umschwung zum Gesundheitssystem der Zukunft. Doch die ehemals mächtigen Imperien zerbrechen von Tag zu Tag stärker und schneller.

Noch hat das Unternehmen Gesundheit für Deutschland mit seinem Gesamtumsatz von über 400 Milliarden DM und seinen über zwei Millionen direkt Beschäftigten kein vernünftiges und produktives System-Management – stattdessen regieren kleine Fürsten unkoordiniert nach ihren Vorstellungen auf den verschiedensten Ebenen. Von einer solchen »Unternehmensführung« dürfen wir nicht erwarten, daß sie das Wissen anderer Wirtschaftssektoren übernimmt.

Auf den ersten Blick mag es verwundern: Ein soziales Gut wie Gesundheit, hergestellt im Gesundheitswesen, soll vergleichbar sein mit Dienstleistungen, Produkten kommerzieller Unternehmen? Das klingt verdächtig nach Kommerzialisierung von sozialen Aufgaben? Im Gegenteil: Gerade heute arbeiten Teile des Gesundheitswesens hauptsächlich für ihren materiellen Vorteil und verstecken dies bigott unter dem Deckmäntelchen des Patientenwohls. Wir sollten das Gesundheitswesen aber als wohlorganisiertes Non-Profit-Unternehmen verstehen, dessen »Abteilungen« alle nur einem Ziel dienen: der Gesundheit des einzelnen wie der gesamten Bevölkerung.

»Non-Profit-Unternehmen« arbeiten profitabel, sind aber nicht am Profit, sondern am Erfolg ihrer Arbeit orientiert. Ganz anders wirken große Teile des deutschen Gesundheitswesen: Kassenärzte, Krankenhausträger, Pharmaindustrie oder Apparatehersteller sind an ihrem individuellen oder gruppenegoistischen Profit ausgerichtet und ordnen dem die Aufgaben des Gesundheitswesens unter.

Mit »Organisationen im Wandel« beschrieb der holländische Mediziner, Psychiater und Heilpädagoge Bernhard Lievegoed bereits vor 20 Jahren ein revolutionäres Modell der Firmenentwicklung. Heute bestimmen systemisch-evolutionäre Organisationstheorien und schlanke Konzepte die Praxis modernster Dienstleistungsbetriebe. Organisationen gelten als »soziale Organismen«, als gewachsene Gebilde, die ihre Geschichte mit sich tragen und ihre Kulturmuster im Zusammenspiel der Menschen im Unternehmen herausbilden. Sie sind »lebensfähige Systeme«, die durch Selbstgestaltung, Selbstreflexion und Selbstorganisation wachsen, lernen und sich verändern. Doch nicht alle Unternehmen haben die höchste Entwicklungsstufe bereits erreicht.

Lievegoeds Unternehmensphilosophie unterscheidet drei verschiedene Entwicklungsstadien von Organisationen: Die Pionierphase, die Differenzierungsphase und die Integrationsphase. In der Pionierphase wird das Unternehmen aufgebaut, sie ist meist mit starken Unternehmer-Persönlichkeiten verbunden. In der Differenzierungsphase wächst das Unternehmen in allen seinen Teilbereichen und ist zentral kaum noch zu steuern, formale Hierarchien beherrschen eine wuchernde Verwaltung. Die Integrationsphase wirkt dem mit einer Neuorganisation entgegen. Lievegoeds Schüler Friedrich Glasl ergänzt nun dieses Drei-Phasen-Modell mit den neuesten Entwicklungstheorien und beschreibt, wie Pionierbetriebe und Bürokratien zu »schlanken Unternehmen« werden und in die Assoziationsphase eintreten, die hauptsächlich auf Zusammenarbeit, Vertrauen und einem hohen Maß an Selbstorganisation und Selbststeuerung, Selbstkontrolle und Autonomie für die einzelnen Teilunternehmen im Gesamtgefüge basiert. Viele Wirtschaftsunternehmen befinden sich bereits im Übergang von der Integrations- zur Assoziationsphase. Es fällt nicht schwer zu erkennen: Das Unternehmen Gesundheitswesen ist zwei Schritte zurück. Es ist in der Differenzierungsphase mit perfekter Arbeitsteilung und perfekter Bürokratie steckengeblieben.

Seine Arbeitsweise gleicht dem vom amerikanischen Automobilhersteller Henry Ford zur Perfektion entwickelten Fließbandprinzip und dem Taylor-Ordnungsprinzip: Was unterscheidbar ist, muß getrennt werden, und das funktionierende System ist wichtiger als die beteiligten Menschen mit ihren Bedürfnissen. Im Gesundheitswesen werden die Betriebsabläufe bestimmt von Mechanisierung, Spezialisierung, Formalismus und bürokratischer Kontrolle.

Wissenschaft und Forschung haben sich einem reduzierten Menschenbild untergeordnet. Sie grenzen alle Vorstellungen von »ganzheitlicher Gesundheit« mit Mißtrauen aus. Das Gesundheitswesen ist beherrscht von diesem Maschinenbild des Menschen und der Erklärung des Lebens anhand von Biochemie und Biophysik. Entsprechend teilen Staat und Krankenkassen die Mittel zu.

Die Standardversorgung repariert Körpermaschinen, psychosoziale Aspekte werden nachrangig berücksichtigt. Die Krankenversorgungsunternehmen passen sich den Vorgaben an, Wissenschaft und Forschung wiederum überprüfen, bewerten und lehren vornehmlich körpermedizinische Krankheitsbewältigung. Die Kommunikation der Unternehmensbereiche ist von Mißtrauen, Spannung und Falschheit geprägt. Man pokert in Verhandlungsrunden um Pfründe, Macht und Konkurrenzvorteile. Das Ganze wird zusammengehalten durch Bürokratie, die überwacht, überformalisierte Arbeitsabläufe verordnet und praxisfremd reglementiert. Desorganisation drückt die einzelnen Abteilungen auseinander.

Der kranke Organismus produziert Demotivation, Despotentum, Zynismus und Egoismus bei allen Beteiligten. Die Mitarbeiter fühlen sich als Rädchen im Getriebe und reagieren mit »innerer Kündigung«, ihre latente Unzufriedenheit drückt sich aus in Apathie, Aggression und heimlicher Sabotage, wozu man beispielsweise auch den täglichen »Abrechnungsschwindel« in der Praxis des Kassenarztes rechnen darf. Der Sachzwang regiert, gegenseitige Kontrolle lähmt, das Denken erstarrt, die Kreativität nimmt ab, und Beamtenmentalität im schlechten Sinne breitet sich aus. Machtterritorien und Status werden verteidigt, Verantwortung aber immer auf die anderen oder nach oben abgeschoben (»Der Gesundheitsminister ist an allem schuld.«).

Das Dienstleistungsunternehmen Gesundheit ist heute nicht profitabel im volkswirtschaftlichen Sinne, sondern profitorientiert für Einzelinteressen. Es dominieren eigennützige Kräfte. Jeder kämpft gegen jeden, allen gemeinsam ist nur, daß sie das Ganze aus dem Blick verloren haben.

Wirtschaftsunternehmen im internationalen Wettbewerb sind an dieser Entwicklung innerlich zerbrochen und untergegangen. Es sei denn, sie vollzogen einen revolutionären Wandlungsprozeß, der sie für neue Ideen, Organisations- und Arbeitsweisen und soziale Prozesse grundlegend öffnete. Der ersten Revolution des technischen Zeitalters folgt die zweite in der Dienstleistungsindustrie, die wieder menschliche Werte und Kräfte über Maschinen und Ingenieurslogik stellt. Die in der Integrationsphase durchlebten Änderungen sind radikal, und das Gesundheitswesen sollte in diese Phase dringend eintreten, will es nicht untergehen.

Moderne Unternehmen sind sich ihrer Stärken und Schwächen bewußt, sie haben eine Identität. Identität erfordert ein integriertes Ganzes, das täglich und in allen seinen Teilen funktionieren muß. Identität heißt: Wir zeigen uns, wie wir sind – wir geben nicht vor zu sein, wie wir nicht sind. Heute wird dieser Widerspruch im Gesundheitswesen deutlich: Ärzte vertreten öffentlich, sie dienten dem Wohl der Patienten. Diese aber spüren instinktiv: hinter der Wohltäter-Gebärde verstecken sich finanzielle Wünsche und Machtgelüste. Auch Ärzte selbst leiden an den Widersprüchen: Das Honorierungssystem zwingt sie zu Handlungen, die sie eigentlich nicht wollen. Die Identitätskrise ist im gesamten Gesundheitswesen spürbar.

Nun soll hier nicht die in der Wirtschaft modern gewordene »Corporate Identity« als universelle Zauberformel bemüht werden, die von heute auf morgen Probleme löst. Aber es ist etwas dran am integrativen Denken der Betriebswirtschaftler, und – eigentlich wenig erstaunlich – es bedient sich auch der sehr organischen Vernetzungs-Vorstellung des Alles-hängt-mit-allem zusammen. Diese Idee für vernetztes Denken und Handeln läßt sich in das »Kleeblatt-Modell« eines gesunden Unternehmens fassen, wie es Managern von Daimler Benz, Swissair oder Sony geläufig ist. Sie denken und entscheiden bereits in solchen prozessualen, vernetzten Zusammenhängen. Das funktioniert auch für ein zukünftiges Unternehmen Gesundheitswesen in Deutschland.

Das Unternehmen Gesundheitswesen muß reorganisiert werden, und zwar als vernetztes Unternehmen. Dafür braucht es ein Bündel aufeinander abgestimmter Maßnahmen. Zuerst: eine globale Neuorientierung und Neubewertung der Verhältnisse. Das Unternehmen muß die Sinnfrage beantworten, Gesundheitsziele setzen und das Dienstleistungsmanagement muß entsprechend handeln. Für ein modernes Dienstleistungsunternehmen »Gesundheit für Deutschland« heißt unternehmerisches Handeln heute, Körper, Seele und Geist eines sozialen Organismus zu pflegen und sein Wachstum zu gestalten. Die Institutionen und Organisationen des Gesundheitswesens ordnen sich dem unter, sie haben eine gemeinsame geistige Identität.

Versuchen wir eine neue gelebte Unternehmensphilosophie, eine Corporate Identity, für das Gesundheitswesen zu entwickeln.

Sämtliche Sektoren des Unternehmens müssen sich dem Konzernziel unterordnen: Mit den vorhandenen Mitteln eine optimale Gesundheitsversorgung für den einzelnen wie für die gesamte Bevölkerung schaffen, und das zu volkswirtschaftlich akzeptablen Kosten. Das Gesundheitswesen ist dabei ein Gemeinschaftswerk von Krankenkassen, Ärzteschaft, Krankenhäusern, psychotherapeutischen, sozialen und pflegerischen Berufen sowie Sozialpolitikern. Die Pharma-Industrie hat die Rolle eines Zulieferbetriebes wie etwa auch die Röntengerätehersteller, Krankenhausarchitekten oder Krankenhausköche.

Das Gesundheitswesen der Zukunft geht nicht mehr vom reduzierten Menschenbild der Körpermaschine aus, sondern betrachtet Menschen ganzheitlich mit Körper und Seele und den jeweiligen individuellen wie gesellschaftlichen Zusammenhängen, wie im Kapitel zum Gesundheits-Globus verdeutlicht.

Das Konzernziel gilt für die stationäre Versorgung im Krankenhaus ebenso wie für die ambulante in den Kassenarztpraxen, für die Verwaltung der Krankenversicherungen wie für die Arzneimittelgaben oder die Sozialstationen. Alle Ebenen und Gebiete des Systems pflegen das neue Bewußtsein, die Mitarbeiter und auch die Patienten und die Öffentlichkeit. Wissen-

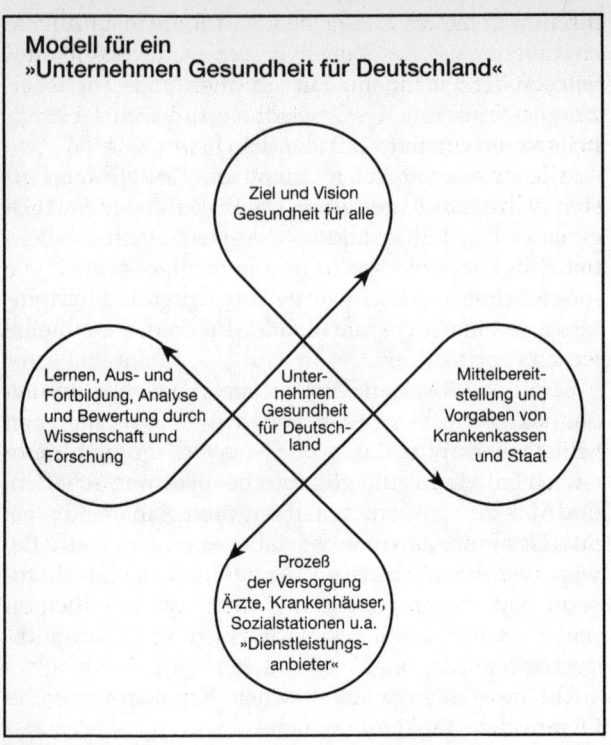

schaft und Forschung richten ihre Arbeit, ihre Analysen und Bewertungen daran aus.

Die menschliche Begegnung ist wesentlich für die Qualität der Dienstleistung Heilkunst. Alle beteiligten Abteilungen des Unternehmens, Ärzteorganisationen, Kassen, Krankenhausträger, dienen nur dem heilenden »Primärprozeß« zwischen Arzt und Patient, zwischen Schwester und krankem Menschen. Sie stellen dafür die Mittel bereit, transportieren Information, vermitteln Kommunikation. So ist die Begegnung von Heilung förderndem »Dienstleister« und Patient frei von bürokratischem, einengendem Ballast und kann ihrem wichtigsten Ziel dienen: Sie hilft dem einzelnen, ein möglichst hohes Maß an Eigenverantwortung und Selbständigkeit für seine Gesundheit und sein Leben zu verwirklichen. Gesundheit entsteht im Gesundheitswesen von unten nach oben.

Alle einzelnen »Abteilungen« im Unternehmen leisten selbständig, dezentral und eigenverantwortlich einen Beitrag dafür, daß das Gesamtunternehmen seiner Aufgabe gerecht wird und so viel Gesundheit wie möglich mit so wenig Geld wie nötig fördert und unterstützt. Wenn alle gemeinsam Verantwortung tragen, ist gleichzeitig die Möglichkeit des Mißbrauchs für gruppenegoistische Interessen gering. Gleichzeitig gewinnen alle Mitarbeiter Eigenverantwortung und Selbständigkeit zurück, die ihnen heute durch autoritären Führungsstil auf allen Ebenen genommen wird. Die Mitarbeiter werden ebenso wie die Patienten als Subjekte ernst genommen. Selbstkontrolle ersetzt Bevormundung von außen. Qualität kann eben nicht erprüft und erzwungen, sondern nur durch Motivation und die entsprechenden Arbeitsbedingungen gefördert werden.

Das Unternehmen »Gesundheit« wird ein dienender Organismus in der Gesellschaft sein, ein vernetzter Verbund von Gesundheitszentren, Krankenhäusern und Pflegewohnungen, die miteinander in ständigem Kontakt stehen. Jedes Team, jede Institution arbeitet im Vertrauen darauf, daß die anderen ebenfalls ihre Aufgabe erfüllen. Kein Sektor fühlt sich dem anderen überlegen, tatsächlich sind auch alle Bereiche gleich wichtig und selbständig. Jede Mitarbeitergruppe, jedes Krankenhaus und jede Krankenkasse ist für sich eine Einheit, aber gleichzeitig auch Teil des gesamten Immunsystems gegen die Krankheit in der Gesellschaft.

Das Ganze ist mehr als die Summe seiner Teile. Für das Ganze fühlen sich die Spitzenverbände von Krankenkassen und Ärzteschaft in Abstimmung mit der

Politik verantwortlich. Sie übernehmen ein einfühlsames Controlling. Sie vernetzen die Tätigkeitsfelder und koordinieren Betreuungsabläufe. Das Gesundheitswesen wird ein lernendes, wachsendes Unternehmen sein, das seine Werte und besonders seinen Hauptwert, das Menschenbild, laufend überprüft.

Die Reform muß eine Revolution im Denken und Handeln sein, dann wird sich das neue Gesundheitswesen von heutigen Verhältnissen unterscheiden wie das Siechenhaus des Mittelalters vom Krankenhaus nach der industriellen Revolution. Die Veränderungen haben bereits begonnen, aber die Umsetzung wird noch Jahre brauchen, denn sie umfaßt wie gesagt ein Netzwerk vielfältiger Einzelschritte, wobei alle Beteiligten sich zu verantwortungsbewußten Mitgliedern des Gesamtunternehmens bilden müssen.

Dies gilt insbesondere auch für den »Aufsichtsrat« des Unternehmens, die »Gesundheitskonferenz« oder »regionale konzertierte Aktion«. Sie ist die Leitungsebene, auf der alle Beteiligten gemeinsam über Grundsätze entscheiden und die grundsätzlichen Verhältnisse ordnen müssen. Hier arbeiten miteinander: die Geschäftsführung der Krankenkassen eines Bundeslandes, die Chefs der Ärztekammer und der Kassenärztlichen Vereinigung, die Leitungsebene der Krankenhausbetreiber, der Gesundheitsminister oder -senator und die Pflegeberufe sollten auch vertreten sein – um so sinnvoller wäre es, wenn sie auch eine schon lange in der Diskussion befindliche Pflegekammer zur Vertretung ihrer Interessen beziehungsweise ihrer Sicht der Dinge im Gesundheitswesen hätten.

Leidtragende und Opfer im heutigen, desorganisierten Unternehmen Gesundheitswesen sind der Arzt und der Patient, und zwar an der Stelle im System, wo die konkrete Dienstleistung »verkauft« wird: Heilung durch die persönliche Beziehung zwischen Arzt und Patient. Sie wird durch Bürokratie und Überreglementierung in ihrer Funktion gestört. Im Mittelpunkt stehen nicht mehr die Bedürfnisse der »Kunden«, die Wünsche, Sorgen und Nöte der Patienten, sondern im Mittelpunkt steht der seelenlose, alles bestimmende Apparat. An den derzeitigen Widersprüchen im Gesundheitssystem ist nicht der einzelne Arzt schuld, oder die einzelne Krankenkasse. Die Krankenkassen haben jedoch die Verantwortung dafür, daß die Leistungen des Versorgungsapparats nicht mehr mit den Bedürfnissen der Versicherten übereinstimmen. Die Ärzteschaft insgesamt trägt Verantwortung für die vorhandenen Strukturen und Anreize, die falsches ärztliches Handeln besser belohnen als richtiges und sinnvolles. Es ist an den Ärzten, den Wandlungsprozeß anzuschieben. Sie sind die leitenden Manager, sie stellen die leitenden Mitarbeiter und Angestellten im Gesundheitskonzern und müssen diese Schlüsselstellung nutzen und ihrer Verantwortung gerecht werden.

Nach dieser Vision eines bewußten, lernenden, und verantwortungsvollen Systems der Gesundheitsversorgung werden mich viele Gesundheitspolitiker und Standesfunktionäre wieder als unverbesserlichen Utopisten entlarven wollen und meine Vorstellungen als realitätsfremd und praxisfern. Nun, ich erlaube mir, in der Wirtschaft erfolgreiche Konzepte für Unternehmen mit Zukunft ihres profitorientierten Charakters zu entkleiden und auf ein Unternehmen für unser Gemeinwohl zu übertragen, das finanziell und kulturell in der Krise steckt. Es ist die Aufgabe aller im Gesundheitswesen beteiligten Kräfte, ein abstraktes Konzept in konkrete Handlung umzusetzen, sei es für die Entbürokratisierung der ärztlichen Selbstverwaltung, für einen patientenfreundlicheren Tagesablauf im Krankenhaus oder für die Kooperation von Sozialstationen mit Selbsthilfegruppen.

Meines Erachtens muß aber die Ärzteschaft ihrer begünstigten Sonderrolle im Gesundheitswesen endlich gerecht werden. Mit dem »Manifest der Ärzteschaft in sozialer Verantwortung« habe ich auf dem Deutschen Ärztetag in Dresden 1993 ein Entwicklungskonzept für Inhalte und Strukturen des Gesundheitswesens zur Diskussion gestellt, das die Utopie in praktisches Denken und Handeln für die Ärzteschaft übersetzt.

Mit »Liebe statt Valium« plädiere ich für ein politisches und vor allem menschliches Selbstverständnis der Ärzteschaft und für eine Reform aus eigener Kraft. Wenn die Ärzteschaft in Deutschland es ehrlich will, kann sie das Gesundheitswesen heilen.

Heilkunst für ein krankes System

Wie das Gesundheitswesen reformiert werden muß

Ich habe die Hilflosigkeit der Medizin und den Egoismus all derer angesprochen, die am Gesundheitswesen verdienen, statt dem Wohl der Menschen ehrlich zu dienen. Angst beschäftigt die Menschen, und das soziale Bindegewebe in Deutschland bricht. Das Verhältnis zwischen Eigennutz und sozialer Verantwortlichkeit, individueller Gier nach Wohlstand und gemeinschaftlicher Sorge füreinander ist aus dem Gleichgewicht geraten. Von dieser allgemeinen Krankheit ist das Gesundheitssystem ebenso befallen.

Meine Diagnose der Systemkrankheit ist schmerzlich, auch kränkend für Ärztinnen und Ärzte, die doch das Gute wollen: aber ohne ehrliche Diagnose gibt es keine wirksame Therapie. Therapie für unser krankes Gesundheitssystem heißt, eine Radikalkur zu wagen. Wir müssen die heutigen Verhältnisse grundlegend umwälzen und das System neu denken. Heilend wirken ein neues Menschenbild in der Medizin, ein neues Miteinander von Krankenhaus, Praxis und Krankenkassen, ein neues Zusammenspiel von Ärzten, Psychologen, Pflegekräften und anderen Gesundheitsberufen, eine neue Partnerschaft zwischen Arzt und Patient, Schwester und Pflegebedürftigen, Therapeut und Klient, ein neues Verhältnis von Dienstleistung und Preis, eine neue Verbindung von gesundheitlicher Hilfe und Ökonomie, kurz: eine tiefgreifende Kulturreform, ein völliger Neubeginn im Gesundheitswesen. Der anstehende Wandel fordert alle heraus und übersteigt bei weitem die bisherigen Konzepte von Strukturreformen, Sparmaßnahmen und Gesetzesnovellen. Künftig muß die Kultur des Helfens wieder die Strukturen der Versorgung bestimmen.

Die Menschen sehnen sich nach Sicherheit und Geborgenheit im sozialen Gefüge. Sie wollen einen Ausgleich zwischen Egoismus und Nächstenliebe. Sie spüren auch, wie die Gesundheit des einzelnen mit der Gesundheit aller zusammenhängt. Ihnen ist klar: Ein gesundes Gesundheitssystem muß die Wunden heilen, die ein kapitalistisches Wirtschaftsgefüge und eine atomisierende Ellbogengesellschaft schlagen. Sie erwarten von ihrem Gesundheitswesen auch Heilkraft für das gesellschaftliche Bindegewebe. Ärztinnen und Ärzte sollen soziale Belange und privates Wohl vorbildlich miteinander verknüpfen, individuellen Profit nicht über den Dienst an der Gemeinschaft stellen und Solidarität mit den Kranken und Schwachen beweisen. Die Führungskräfte im Gesundheitssystem müssen beispielhaft für das Gesunden unseres Gemeinwesens eintreten.

Ich habe aufgezeigt, wie das Gesundheitswesen den Sozialstaat stützt. Die Soziale Marktwirtschaft kennzeichnet unsere Zivilisation, und das soziale Netz hilft den Menschen, ruhig gegenüber den Risiken des Alters, der Arbeitslosigkeit und der Gesundheit zu bleiben. Die gesetzliche Krankenversicherung stellt eine kulturelle Leistung unseres Staates dar, sie verbindet soziale Gesundheit mit individuellem Wohlbefinden.

Das Gesundheitssystem ist unser soziales Immunsystem. Es wehrt die Krankheitsgefahren unter den herrschenden Verhältnissen ab. Es ist also ein wichtiges Organ für ein gesundes, lebendiges Gemeinwesen. Die aggressiven, durchsetzungskräftigen Impulse der profitgesteuerten Wirtschaft und des freien Marktes benötigen zur Ergänzung geborgenheitsschaffende Energien eines leistungsfähigen Gesundheitswesens. Wie das Yin das Yang oder die Nacht den Tag vervollständigt, braucht freie Marktwirtschaft soziale Integration zur vollen Gesundheit des Gemeinwesens. Das Profitmotiv als Antrieb für unternehmerisches Handeln nimmt auf die Gesundheit einzelner Menschen keine Rücksicht. Gewinnsucht schreckt im Zweifel vor unmoralischer Gewalt oder tödlicher Rücksichtslosigkeit nicht zurück. Ein Tor, wer die kapitalistische Wirtschaftsgeschichte anders interpretierte und den ungezügelten Markt als Kultur- und Strukturprinzip für ein Gesundheitssystem anstreben wollte.

Das Gesundheitssystem als kapitalistische Dienstleistungswirtschaft ist gesellschaftspolitisch viel zu teuer und gleichzeitig zu wenig produktiv. Die amerikanischen Verhältnisse zeigen überdeutlich, wie kostspielig und ungesund für den gesellschaftlichen Organismus ein marktwirtschaftlich organisiertes Gesundheitssystem wirkt. Eine zentrale Verwaltungswirtschaft wie in der ehemaligen DDR oder ein staatliches Versorgungsgefüge wie in England können ebensowenig ein Gesundheitssystem verwirklichen, das für den einzelnen Menschen und die gesamte Bevölkerung gleichermaßen heilsam arbeitet. Markt allein ist also ebenso untauglich wie Staat über alles, um das Individuum mit seiner Gesellschaft in eine gesunde wechselseitige Beziehung zu bringen.

Die Selbstverwaltung von Krankenkassen, Krankenhausträgern und Ärzteschaft hat in Deutschland ein Gesundheitssystem verwirklicht, das im Vergleich zu anderen viele Vorteile bietet. Die Qualität der Selbstverwaltung ist aber vom Maß ihrer sozialen Verantwortlichkeit abhängig. Eine selbstverwaltete Pfründenwirtschaft ist auf Dauer gesellschaftspolitisch nicht erträglich. Die Reformversuche seit Ende der siebziger Jahre zeigen eine wachsende Kluft zwischen den

Gruppeninteressen der Akteure im Gesundheitssystem und dem allgemeinen Wohl, zwischen exzessiver Vermarktung von Gesundheitsdiensten und optimaler Mittelverwendung im gesellschaftlichen Interesse.

Nicht mehr Staat oder mehr Markt retten das System. Die radikale Umgestaltung des heutigen Gesundheitswesens muß bewirken, daß Ärztinnen und Ärzte ihre alten Einstellungen, Organisationsweisen und Handlungsmaximen überwinden und völlig neue Orientierungen akzeptieren. Auch die Gesundheitspolitiker, die Krankenkassenmanager und die Krankenhausbesitzer müssen ihre bisherigen Vorstellungen, Haltungen und Aktionsformen über Bord werfen. Gemeinsam, nicht gegeneinander läßt sich das System heilen. Alle Beteiligten sollten aufhören, sich wechselseitig die Verantwortung für die Misere zuzuweisen, und endlich begreifen, daß sie den Wandel aktiv gestalten müssen, den Wandel hin zu einem produktiven und preiswerten neuen Gesundheitssystem. Die klassische Arbeitsteilung, ausgeklügelte Kontrollen, Führungshierarchien, sektorale Grenzen, überkommene Geschäftsbereiche, Berufsstände und Interessengruppen spielen keine Rolle mehr.

Das reformierte Gesundheitssystem vereint die bisherigen Konkurrenten in einer Gesamtaufgabe: möglichst viel Gesundheit für alle zu minimalen Kosten. Das Dienstleistungsprodukt heißt also optimale Gesundheit, nicht maximale Medizin. Es heißt subjektives Wohlsein für den einzelnen Bürger trotz körperlicher, seelischer und sozialer Gebrechen, und es heißt nicht lukrativer Gewinn für die medizinische Industrie.

In einem solcherart verstandenen Gesundheitssystem wirken Krankenkassen, Ärzteschaft, Krankenhausträger und alle anderen Beteiligten zusammen. Das Ganze ist mehr als die Summe seiner Teile, und der soziale Organismus ist darauf angewiesen, daß die Organe der Ärztekammer mit denen der Krankenkassen kooperieren und »Krankenhauszellen« mit »Praxisorganellen« sinnvoll zusammenspielen, Gemeinschaftssinn und Zusammengehörigkeitsgefühl entwickeln. Alle Personen und jede Institution im Gesundheitssystem leisten einen individuellen Beitrag zur Funktionsfähigkeit des Ganzen. Die gesetzliche Krankenversicherung will für ihre Mitglieder ein möglichst hohes Maß an Gesundheit und Wohlbefinden sicherstellen bei möglichst geringen Kosten für die Bevölkerung.

In unserem heutigen Gesundheitssystem noch vorherrschende Wettbewerbsstrukturen, gruppenegoistische Konkurrenzkämpfe, rücksichtslose Risikoselektion und pfiffige Indikationsschwindeleien gefährden die Grundlage für ein sozial verantwortliches wie gesundes Gefüge. Solches Verhalten gleicht der Ökonomie von Krebsgeschwüren im menschlichen Körper. Der unkontrollierte und sinnentleerte Wachstumsdrang jedes einzelnen Subsystems zerstört langfristig den sozialen Zusammenhang und die Produktivität des gesamten Systems. Unter der Flagge menschenfreundlicher Humanität breitet sich organisiertes Schmarotzertum und rücksichtslose Geschäftemacherei aus. Ich habe die Gefahren der Kommerzialisierung im Gesundheitswesen beschrieben, die von ostdeutschen Ärztinnen und Ärzten besonders gut verstanden werden. Die Schluckkultur in Deutschland, die Bestechlichkeit der Beteiligten, die systemische Korruption, die untauglichen Honorarsysteme, das feudalistische Chefarztgebaren und all die materiellen Pfründen, die es heute noch gibt, vertragen sich nicht mit einem gesunden Unternehmen, das Gesundheit für alle bei möglichst geringen gesellschaftlichen Kosten erreichen soll.

Das Management des Wandels oder die radikale Neubestimmung der Gesundheitsversorgung, wie ich es empfehle, ist keine Frage des Geldes. Es ist eine

Frage des gesundheitspolitischen Wollens und der (gesundheits-)politischen Übereinkunft aller Verantwortlichen. Die Kulturreform bringt gänzlich neue Strukturen mit sich. Sie ist ein Gemeinschaftswerk, keine dritte Stufe der Gesundheitsreform, sondern die Entscheidung zu einem neuen Weg; sie ist die Verbindung zwischen Subsidiarität und Solidarität in Selbstverwaltungskörperschaften, die sich ihrer sozialen Verantwortung wieder bewußt sind und die jenseits von freiem Markt und zentraler Verwaltungswirtschaft ein dezentral vernetztes, national wie regional kooperierendes, preiswertes und wirksames Versorgungsgefüge verantworten.

Die Gesamtökonomie des Gesundheitssystems muß mit den betriebswirtschaftlichen Zielen einzelner Institutionen oder Personen übereinstimmen. Honorarsysteme beispielsweise oder Wettbewerbsordnungen sind für die Produktivität des sozialen Immunsystems nur nützlich, wenn sie Systemleistung und lukratives Einzelgeschäft miteinander vernetzen. Die heutige Einzelleistungsvergütung macht seelenlosen Medizinkonsum zum profitablen Geschäft, die Fallpauschale für Krankenhäuser den operierten Gesunden zum lukrativen Objekt.

Die wohlverstandenen Interessen einzelner Teile des Unternehmens ins Ganze zu integrieren ist heute für große internationale Konzerne selbstverständliche Managementaufgabe. Kreative Unruhe, Pioniergeist, Experimentierfreude und neue Ideen sind dort gut gelitten. Aufregung und ständige Dynamik im Gesundheitswesen sind also keine Gefahr, sondern Bestandteil lebendiger Entwicklung. Konflikte sind erwünscht wie das Salz in der Suppe. Moderne und produktive Unternehmenskultur verdrängt keine Konflikte, sie bringt diese auf den Tisch und nutzt sie zur konstruktiven Veränderung.

Eine Haltung des »Wir« anstelle von »die dort drüben«, »die dort oben« oder »die dort unten« muß sich im gesamten Gesundheitssystem durchsetzen, ein gesundes Gemeinschaftlichkeitsgefühl, das Offenheit, gegenseitige Akzeptanz und Vertrauen zueinander bei den Beteiligten stärkt. Alle im Gesundheitssystem, die einzelne Institution und jede Profession, müssen wissen, wie ihre individuelle Leistung zum gemeinsamen Funktionieren des Gesamtunternehmens beiträgt und Sinn bringt. Kreativität, selbstverständliche Konfliktfähigkeit, Zusammengehörigkeitsgefühl, gegenseitige Sinnvermittlung und offene Kommunikation müssen die Kultur im Unternehmen der gesetzlichen Krankenversicherung künftig bestimmen.

Das Zeitalter berufsständischer Abgrenzung und sektoraler Pfründenkämpfe ist endgültig vorbei. Jetzt beginnt die Zeit, in der die Leitungskräfte der Krankenkassen, die Funktionäre der ärztlichen Selbstverwaltung und die verantwortungsbewußten Gesundheitspolitiker sich zusammensetzen und ihre gemeinsame Aufgabe lösen. Kasse, Arzt und Politik prägen die Kultur des Helfens, und sie müssen die Strukturen der Versorgung wieder den sozialen und individuellen Gesundheitszielen unterordnen. Dafür plädiere ich, und ich weiß, daß ein Drittel der Ärztinnen und Ärzte in Deutschland mitmachen will. Ebenfalls ein Drittel der Ärzteschaft wehrt sich mit Händen und Füßen gegen alle Veränderungen und propagiert weiterhin fundamentalistische Positionen aus einer abgelaufenen Zeit.

Christoph Kolumbus mußte Mut aufbringen, um die spanische Küste zu verlassen und einen neuen Kontinent zu entdecken. Der Aufbruch zu neuen Ufern glückt mit Pionieren, mit Minderheiten also, und nicht mit einer plötzlichen Mehrheit. Große Teile in der deutschen Ärzteschaft warten ängstlich ab, wohin die Reise geht. Ebenso verhalten sich viele Politiker und Krankenkassenfunktionäre. Das Bündnis der Reformer und

Gestalter des künftigen Gesundheitswesens umfaßt Kräfte quer zu den bisherigen Insitutionen und gesundheitspolitischen Schlachtordnungen. Wie sieht der neue Kontinent des Gesundheitssystems der Zukunft aus?

Altersgebrechen, funktionelle Störungen und chronische Krankheiten mit Beeinträchtigungen für das alltägliche Leben kennzeichnen die vorherrschende Aufgaben, die das Unternehmen Gesundheit lösen muß. Ich habe die Problemfelder beschrieben, habe aufgezeigt, wie Magengeschwüre und Rückenschmerzen als körperliches, seelisches und soziales Geschehen verstanden werden müssen und wie soziale Ausdruckskrankheiten nach ganzheitlicher Hilfe schreien. Die Dienstleistung im Gesundheitswesen muß den einzelnen Menschen befähigen, möglichst autonom, selbstbestimmt und selbstverantwortlich mit seiner jeweiligen Lage fertig zu werden. Das Maß für qualitativ hochwertige Dienste ist der Mensch, nicht das Bett, die Krankenversicherungskarte oder die perfekt regulierte Körpermaschine. Ein EKG zu schreiben, Sonographien durchzuführen oder andere diagnostische Prozeduren anzuordnen ist noch keine ärztliche Leistung.

Die heute vorherrschenden Bewertungen und Kontrollen für medizinische Leistung gehen an der Aufgabe vorbei. Die Ökonomen wissen, daß im Dienstleistungsgewerbe zunächst die Leistung, also das Produkt, exakt definiert werden muß. Die bisherige Debatte zur Gesundheitsreform diskutiert Systemveränderungen, ohne die geltende Leistungsdefinition in Frage zu stellen. Die falsche Leistungsbestimmung ist aber genau das Kernproblem. Die Produktivitätsziele für das Unternehmen müssen insgesamt und im Detail neu bestimmt werden.

Diese Aufgabe muß die ärztliche Profession übernehmen. Gemeinsam mit Ökonomen kann dann ein sinnvolles und leistungsförderliches ökonomisches Anreizsystem entwickelt werden, das Leistung, also sinnvolle und nützliche Dienste, angemessen honoriert und jede Ressourcenvergeudung vermeidet. Die gesetzliche Krankenversicherung mit mehr als 200 Milliarden DM Jahresumsatz ist ein Unternehmen, das seine Prozesse völlig neu kultivieren muß.

Der heute betriebene Wettbewerb ist eine Fiktion. Man kämpft um maximalen Gewinn, nicht um optimale Aufgabenerfüllung. Das Produkt der Dienstleistung von Krankenkassen heißt Gesundheit für den einzelnen Menschen und das gesamte Gemeinwesen und nicht lukrative Nutzung der bestehenden Systemstrukturen. Ziel des Produktionsprozesses ist das Wohlbefinden von Menschen in sozialen Gemeinschaften und nicht der Gewinn für ein Dienstleistungsunternehmen. Der Wettbewerb dreht sich also nicht um akademische Medizinkunden zwischen Fitneßstudio und Belastungs-EKG oder junge Leute zwischen Tennisplatz und endoskopischer Operation. Wettbewerb heißt, für Aids-Kranke, schwerbehinderte Diabetiker oder Menschen mit vielfältigen Beeinträchtigungen optimale Autonomie zu minimalen Kosten sicherzustellen. Wettbewerb meint, sich mit anderen um möglichst gute Leistungen zu messen, nicht um möglichst hohen Profit.

Ich habe die Errichtung einer integrierten Gesundheitsversicherung empfohlen und meine, daß alle Bürgerinnen und Bürger in Deutschland Mitglieder einer allgemeinen Gesundheitsversicherung sein müssen.

Exakte Leistungsdefinition im Unternehmen Gesundheitswesen und die Entwicklung völlig neuer Vergütungsweisen für gute Leistungen ist eine Aufgabe, die sich jetzt Medizinern und Ökonomen gemeinsam stellt. Die ärztliche Profession bestimmt im Dialog mit der Bevölkerung die Produktionsziele des Unternehmens. Brauchbare Steuerungsmethoden, ein geeignetes Systemmanagement, Honorarsysteme und Kooperationsweisen müssen erst noch entworfen werden. Die Systemgestaltung im Gesundheitswesen ist eine kulturelle Herausforderung, die in diesem Buch angerissen, aber nicht abschließend und endgültig dargestellt werden kann.

Gesundheit ist ein Prozeß, und das Gesundheitssystem der Zukunft organisiert Prozesse, denkt in Prozessen und ist selbst ein nie vollendeter Prozeß. Die Heilkultur von morgen lebt in einer lernenden Organisation, die sich ständig selbst reformiert und verändert. Wir müssen zunächst fragen, was wollen wir tun, und dann überlegen, wie wir es tun. Wozu ist das Gesundheitssystem da, und wie können wir es optimal gestalten? Ich schätze die Optimierungsreserven im bestehenden Gesundheitswesen auf 40 Milliarden DM, die – heute sinnlos eingesetzt – für bessere und neuere Produktionsprozesse verwendet werden können. Die Qualität, die Kosten, die Produktivität und die Wirksamkeit des Gesundheitssystems lassen sich spürbar und anhaltend verbessern.

Die meisten Ärztinnen und Ärzte haben ihren Beruf gewählt, um Menschen zu helfen, nicht um Millioneneinkünfte zu scheffeln. Sie empfinden Respekt vor dem Leben, die Selbstverwirklichung im Beruf ist ihnen wichtiger als die Segelyacht oder die Villa im Park. Sie wollen nach bestem Wissen und Gewissen medizinisch tätig sein, von ihren Patienten anerkannt und von der Gesellschaft geachtet werden. Sie respektieren den ärztlichen Auftrag in seiner individuellen und sozialen Dimension. Ihr beruflicher Ehrgeiz richtet sich auf fachkompetente, couragierte und engagierte Hilfe für die Menschen, die ärztliche Betreuung und Begleitung brauchen. Selbstverständlich will der Arzt für seinen Einsatz auch eine Entlohnung, die ihn von materiellen Sorgen befreit. Solche Einkünfte liegen heute zwischen 150.000 und 200.000 DM vor Steuer im Jahr, dies entspricht einem Nettoeinkommen von 5.000 bis 8.000 DM im Monat. Für diese materielle Absicherung sind berufserfahrene Ärztinnen und Ärzte bereit, eine optimale Gesundheitsversorgung für die Bevölkerung zu organisieren. Bei Einkünften dieser Größenordnung sind immaterielle Gratifikationen und Sinnerfüllung im Beruf wichtiger geworden als einige tausend Mark mehr oder weniger auf dem Konto.

Die ärztliche Selbstverwaltung ist in der Lage, die ethische Orientierung des Arztes und die ärztliche Tätigkeit in sozialer Verantwortung zu kultivieren und zu sichern, wenn Krankenkassen und Gesundheitspolitik sie dabei unterstützen. Die Ärzteschaft hat die Wende von der Monetik zur Ethik begonnen. Selbst die Kassenärztliche Bundesvereinigung hat aufgehört, Gesundheitspolitik nur noch durch die Honorarbrille zu sehen und Einkommensmaximierung über alles zu stellen. Die Mehrheit der Ärzteschaft will heute mit den Krankenkassen Vereinbarungen darüber treffen, wie die gemeinsame Aufgabe erfüllt werden kann. Es entwickelt sich eine integrierte ärztliche Selbstverwaltung, die künftig die ärztliche Versorgung insgesamt sicherstellt und gegenüber der Bevölkerung verantwortet. Bei einer integrierten Gesundheitsversicherung ist diese durch die »Gesundheitskassen« repräsentiert.

»Die Intelligenz der Gefühle« und die heilende Wirkung von geistigen oder seelischen Kräften ist den meisten Ärztinnen und Ärzten ebenso bewußt wie die Einflüsse gesundheitsförderlicher Umweltverhältnisse oder die Bedeutung von Selbsthilfegruppen zur Überwindung von Krankheit und Leid. Die Medizin denkt um, und die heute noch vorherrschenden Sichtweisen und Handlungsmuster wandeln sich radikal. Es entsteht eine neue Humanmedizin, die in Theorie und Praxis den Menschen integriert in seinen körperlichen, seelischen, sozialen und kulturellen Bezügen versteht.

In diesem Wandlungsprozeß braucht die Medizin mehr politische und finanzielle Unterstützung durch Krankenkassen und staatliche Institutionen. Drittmittelfinanzierte Wissenschaft und Forschung im Dienste industrieller Verwertungsinteressen ist mit den Zielen einer sozialen Krankenversicherung nicht ohne weiteres identisch. Die Interessen der Pharmalobby stimmen mit den Zielen der gesetzlichen Krankenversicherung nicht überein. Die neue Medizin setzt sich um so schneller durch, je mehr Krankenkassen, Krankenhausträger und Politik das Umdenken der Ärzteschaft mittragen und Forschungsförderung, Vertragsgestaltung, Betriebsabläufe oder Gesetzesbestimmung danach ausrichten.

Die Vision eines sozial verantwortlichen, optimal wirksamen und preiswerten Gesundheitssystems läßt sich realisieren, wenn die Leitungskräfte in der Ärzteschaft, in der gesetzlichen Krankenversicherung und in der Gesundheitspolitik es wollen, wenn sie gemeinsam handeln, statt weiterhin Pfründenkämpfe zu inszenieren und um sektorale Budgets zu pokern. Ich will dies am Beispiel der ambulanten Versorgung verdeutlichen. Der Kassenarzt oder der »Vertragsarzt«, wie er im Gesetz bezeichnet wird, ist eine Schlüsselfigur für den Wandlungsprozeß und die Errichtung eines neuen Gesundheitssystems.

Die kleinste Produktionseinheit in der medizinischen Versorgung ist die Beziehung zwischen Arzt und Patient. Der Arzt wirkt dabei als Produzent, der Patient als Co-Produzent am heilenden Prozeß mit: die Beziehung heilt. Die Arzt-Patient-Beziehung ist der Primärprozeß im Unternehmen Gesundheit. Auf dieser kleinsten Zelle baut die Wirksamkeit des gesamten Systems auf.

Bei den heute vorherrschenden Krankheiten und Gesundheitsstörungen bildet eine verläßliche therapeutische Beziehung die Basis, auf der kreative Heilprozesse und optimale Gesundung entstehen. Die fachliche Kompetenz von Ärzten und anderen Gesundheitsberufen wird künftig in interdisziplinären und multiprofessionellen Teams zusammenfließen und im einzelnen Fall für Patienten Möglichkeiten zur Bewältigung des Leidens oder zur Förderung von Gesundheit erarbeiten und umsetzen. Dieser primäre Prozeß verfolgt für die betroffenen Menschen eben Hilfe zur Autonomie trotz eines körperlichen, seelischen oder sozialen Handikaps. Der professionelle Einsatz von Fachleuten zielt auf ein ganzheitliches, problemzentriertes Fallmanagement, in das der Patient, seine Familie und seine Umwelt einbezogen werden.

Die Qualität eines solchen Heilprozesses wird durch fachliche Supervision, kommunikative Servicedienste oder Bildungsmaßnahmen im Gesundheitssystem unterstützt. Das System muß dem Primärprozeß zuarbeiten, Controlling-Verfahren einbringen und die Unterstützung bereitstellen, die es Arzt und Patient erlaubt, mit ihrer gemeinsamen Aufgabe noch besser fertig zu werden. Die professionelle Identität, nicht das Geld, motiviert den einzelnen Doktor zu möglichst guter Leistung, und die Profession sichert sein produktives Handeln, nicht der materielle Anreiz. Das Gesundheitssystem dient dem Primärprozeß und überfrachtet ihn nicht mit unnötiger Kontrolle, Bürokratie oder anderen Regelungszwängen.

Solches »Lean-Management« der Sekundär- und Tertiärprozesse im Gesundheitssystem verlagert die Verantwortung für Qualität in den Primärprozeß und ermöglicht lernfähige, qualitativ wachsende Problembewältigungskompetenzen in der Arzt-Patient-Beziehung. Selbstkontrolle ist wichtiger und wirksamer als Fremdkontrolle, und das Qualitäts-Management unterstützt mit kommunikativen Hilfen die Fähigkeit zur Selbstkontrolle. Die dafür eingesetzten Kommunikationstechniken müssen dem Arzt an der Basis den Sinn seines Tuns, den Stellenwert seiner jeweiligen Leistung für seine Patienten und die Gesamtaufgabe des Gesundheitssystems laufend vermitteln, ihn motivieren und befähigen, noch besser zu handeln. Offenheit, Vertrauen und gegenseitige Akzeptanz zwischen Arzt und Selbstverwaltungseinrichtung führen so zu einer Unternehmenskultur, die optimalen Mitteleinsatz mit maximaler Produktivität bei minimalen Kosten umsetzt. Die Methodik und die erfolgreiche Praxis eines solchen Konzeptes ist unter dem Begriff des »Total-Quality-Management« heute schon entwickelt. Es geht dabei aber nicht nur darum, bestehende Prozesse der Krankenversorgung zu verbessern. Es geht vielmehr darum, völlig neue Handlungsmuster, Kooperationsbeziehungen und Produktionsprozesse einzuführen.

Vor diesem Hintergrund ist nun das heutige Honorarsystem in der ambulanten ärztlichen Versorgung ein desolater, leistungszerstörender Sekundärprozeß, der Geldmittel und Hilfsmöglichkeiten zerschleißt und eine wirksame Gesundheitsversorgung verhindert. Die wirkliche Leistung von ambulant tätigen Ärzten ist Beziehungsfähigkeit und zugewandte Begegnung mit Patienten. Im Einzelfall muß ein kreatives, fachlich kompetentes und qualitativ ausreichendes individuelles Management zu mehr Gesundheit und besserem Leben erfolgen. Wie kann diese integrierte Leistungsanforderung im Primärprozeß durch ein sinnvolles Honorarsystem mit der Gesundheitsversorgung verknüpft werden?

Mit der freien Arztwahl durch den Versicherten und eine hausärztliche Kopfpauschale läßt sich die Beziehungs-Leistung abbilden. Der Patient entscheidet selbst, wen er zu seinem Arzt bestimmt. Als Kopf-Pauschale schlage ich 200 DM pro Jahr oder 50 DM pro Quartal vor.

Das individuelle Gesundheitsmanagement erfordert zeitlichen Aufwand und eine ausreichende fachliche Kompetenz beim jeweiligen Arzt. Die fachliche Qualität kann die Ärzteschaft durch ihre Selbstverwaltung bewerten. Die aufgewendete Zeit mißt eine Uhr. Die beschriebene Leistung kann daher durch ein Stundenhonorar entlohnt werden, das je nach Fachlichkeit, Bildungsstatus oder Erfahrung des betroffenen Arztes modifiziert werden sollte. Ich schlage 80 DM Stundenhonorar vor, das mit Zu- und Abschlägen unterschiedliche Qualitätsstandards abbildet.

Ärztliche Leistungen, die im Sekundärprozeß, also durch gezielte Überweisung, erbracht werden, sind durch fach- oder aufgabenspezifische Zeithonorare gleichfalls sinnvoller vergütet als durch das heutige Einzelleistungsvergütungssystem, das keine Qualitätssicherung beinhalten kann. Ich schlage ein Zeithonorar von ca. 160 bis 200 DM pro Stunde vor. Die Qualitätsbewertung obliegt dabei weitestgehend dem überweisenden Arzt und den Standards, die von der ärztlichen Profession vorgegeben werden.

Ein solches Honorarsystem beansprucht in der vertragsärztlichen Versorgung etwa das gleiche globale Finanzvolumen, das heute in der gesetzlichen Krankenversicherung zur Verfügung steht. Ein nach Stunden oder Minuten berechnetes Zeithonorar ist aber wesentlich transparenter und leistungsgerechter. Die vorgeschlagene Kopfpauschale gibt dem Patienten selbst Beurteilungsmöglichkeiten und Kontrollen an die Hand. Unkontrollierbare Leistungsausweitungen sind bei Zeithonoraren kaum möglich, und sogenannte Leistungsausweitungen werden systematisch begrenzt.

Eine inhaltlich schlüssige Leistungsdefinition für die ärztliche Hilfe führt zu radikal neuen Regeln der Preisfestsetzung und der Honorarverteilung. Die Kunst des Systemmanagements im Gesundheitswesen wird es sein, mit selbstkritischer ärztlicher Kompetenz die echten und sinnvollen Leistungen für die Aufgabe des Gesundheitssystems zu definieren, zu standardisieren und aufgabengerecht zu gestalten. Mit ökonomischer Kompetenz lassen sich dann die definierten Leistungen durch Vergütungssysteme so abbilden, daß volkswirtschaftlich sinnvolles Handeln und für den einzelnen Bürger nützliche Medizin auch für die betriebswirtschaftliche Einheit eines Krankenhauses, einer Arztpraxis oder eines Gesundheitszentrums lukrativ sind.

Ich habe am Beispiel der ambulanten ärztlichen Versorgung dargestellt, wie neue ökonomische Anreizstrukturen die individuelle ärztliche Arbeit in die Produktivität des Gesundheitssystems einbinden können. Ich wollte mit diesem Beispiel praktisch zeigen, was es heißt, das Gesundheitssystem neu zu denken, und wie die Kultur der Hilfe die Struktur der Versorgung bestimmen sollte. Das Beispiel vermittelt im kleinen, wie die Aufgabe im großen aussieht. Die Arbeit für ein neues Gesundheitssystem vereint innovationsfreudige und mutige Ärztinnen und Ärzte, Krankenschwestern und Pfleger, Psychologen, Sozialarbeiter und viele andere Gesundheitsberufe mit Krankenkassen, Krankenhausträgern, Gesundheitspolitikern und selbstbewußten Patienten.

Literaturverzeichnis

Abholz, H. H.: *Medizin und Technologie*. Argument-Sonderband 141. Berlin 1986.

Abholz, H. H.: *Der ganze Mensch und die Medizin*. Argument-Sonderband 162. Hamburg 1989.

Abholz, H. H.: *Die Regulierung der Gesundheit*. Jahrbuch für kritische Medizin; Argument-Sonderband 20. Hamburg 1993.

Alten, R.: *Medizin, Moral und Markt*. Argument-Sonderband 146. Hamburg 1987.

Anschütz, F.: *Ärztliches Handeln. Grundlage, Möglichkeiten, Grenzen, Widersprüche*. Darmstadt 1987.

Baader, G., Schultz, U.: *Medizin und Nationalsozialismus*. Berlin 1980.

Badura, B.: *Soziale Unterstützung und chronische Krankheit*. Frankfurt 1981.

Badura, B., Ferber, C. v.: *Selbsthilfe und Selbstorganisation im Gesundheitswesen*. München 1981.

Beck, D.: *Krankheit als Selbstheilung*. Frankfurt 1981.

Beil, A.: *Heilung und Selbstheilung. Über konventionelle und alternative Medizin*. Weinheim 1988.

Berbuer, E.: *Zwischen Ethik und Profit. Arzt und Patient als Opfer eines Systems*. Königstein-Falkenstein 1990.

Biehal, F.: *Lean service. Dienstleistungsmanagement der Zukunft für Unternehmen und Non-profit-Organisationen*. Bern, Stuttgart 1993.

Bleuler, E.: *Das autistisch undisziplinierte Denken der Medizin und seine Überwindung*. Berlin 1962.

Brinkmann, M., Franz, M.: *Nachtschatten im weißen Land. Betrachtungen zu alten und neuen Heilsystemen*. Berlin 1992.

Bundesvereinigung deutscher Apothekerverbände: *Apotheken-Report. Zur wirtschaftlichen Lage der Apotheken 1992*. Berlin 1993.

Burkhart, Ch., Mindel, A.: *Versuche gegen die Hilflosigkeit*. Berlin 1981.

Capra, F.: *Wendezeit – Bausteine für ein neues Weltbild*. Bern 1983.

Condrau G., Schipperges, H.: *Unsere Haut – Spiegel der Seele. Verbindung zur Welt*. Zürich 1993.

Dersee, Th., Dupke, St.: *Bankrott der Gesundheitsindustrie*. Berlin 1981.

Deutsche Krankenhausgesellschaft: *Zahlen, Daten, Fakten 93*. Düsseldorf 1993.

Doll, R.: *Grenzen der Prävention.* Argument-Sonderband 178. Hamburg 1988.

Dossey, L.: *Die Medizin von Raum und Zeit. Eine Gesundheitsmodell.* Basel 1984.

Enquete-Kommission des 11. Deutschen Bundestages: *Strukturreform der gesetzlichen Krankenversicherung.* Endbericht Band 1 und Band 2. Deutscher Bundestag, Referat Öffentlichkeitsarbeit. Bonn 1990.

Ferber, C. v.: *Gesundheit und Gesellschaft.* Stuttgart 1971.

Fink, U.: *Keine Angst vor Alternativen – Ein Minister wagt sich in die Szene.* Freiburg 1983.

Fromm, E.: *Die Kunst des Liebens.* Frankfurt 1973.

Fromm, E.: *Haben oder Sein.* Stuttgart 1976.

Fuß, R. u. a.: *Gesund Sein 2000: Wege und Vorschläge.* Berlin 1984.

Glassl, F., Lievegoed, B.: *Dynamische Unternehmensentwicklung – Wie Pionierbetriebe und Bürokratien zu schlanken Unternehmen werden.* Bern, Stuttgart 1993.

Hartog, R., Schulte-Sasse, H.: *Arzneimittel in der Dritten Welt.* Frankfurt 1993.

Heyll, U.: *Risiko-Faktor Medizin.* Frankfurt 1993.

Huber, J.: *Die neuen Helfer. Das Berliner Modell und die Zukunft der Selbsthilfebewegung.* München 1987.

Huber, J.: *Wer soll das alles ändern? Die Alternativen der Alternativbewegung.* Berlin 1980.

Illich, I.: *Die Nemesis der Medizin. Von den Grenzen des Gesundheitswesens.* Reinbek bei Hamburg 1977.

Kassenärztliche Bundesvereinigung: *Grunddaten zur kassenärztlichen Versorgung in der Bundesrepublik Deutschland 1992.* Köln 1992.

Kentenich, H.: *Zwischen zwei Kulturen. Was macht Ausländer krank?* Berlin 1984.

Kerstan, B., Wilde, H.: *Selbstbestimmung in der Offensive.* Berlin 1981.

Kickbusch, I., Riedmüller, B.: *Die armen Frauen. Frauen und Sozialpolitik.* Frankfurt 1984.

Kickbusch, I.: Trojan, A.: *Gemeinsam sind wir stärker! Selbsthilfegruppen und Gesundheit.* Frankfurt, 1981.

Koesters, T.-H.: *Wenn die Seele krank macht – Die psychosomatische Medizin und ihre Heilungsmethoden.* Hamburg 1990.

Krause-Girth, C.: *Schein-Lösungen. Die Verschreibungspraxis von Psychopharmaka*. Bonn 1989.

Krämer, W.: *Die Krankheit des Gesundheitswesens. Die Fortschrittsfalle der modernen Medizin*. Frankfurt 1989.

McKeown, Th.: *Die Bedeutung – die Medizin*. Frankfurt 1982.

Lenz, R., Haag, F.: *Befreiung zur Gesundheit*. Berlin 1980.

Lenzen, D.: *Krankheit als Erfindung – Medizinische Eingriffe in die Kultur*. Frankfurt, 1991.

Le Shan, L.: *Psychotherapie gegen den Krebs*. Stuttgart 1982.

Lievegoed, B. C. J.: *Organisation im Wandel*. Bern, Stuttgart 1974.

Lundt, St.: *Rebellion gegen das Valium-Zeitalter*. Berlin 1981.

Miketta, G.: *Netzwerk Mensch. Psychoneuroimmunologie: Der Verbindung von Körper und Seele auf der Spur*. Stuttgart 1992.

Milz, H.: *Ganzheitliche Medizin. Neue Wege zur Gesundheit*. Königstein 1985.

Mitscherlich, A.: *Krankheit als Konflikt. Studien zur psychosomatischen Medizin*. Frankfurt 1966.

Moeller, M. L.: *Selbsthilfegruppen*. Reinbek 1978.

Moeller, M. L.: *Anders helfen*. Stuttgart 1981.

Naisbitt, J.: *Megatrends – 10 Perspektiven, die unser Leben verändern werden*. München 1985.

O'Neill, P.: *Gesundheit 2000 – Krise und Hoffnung*. Berlin 1984.

Opitz, N.: *Unsere tägliche Gesundheit*. Berlin 1981.

Payer L.: *Andere Länder – Andere Leiden. Ärzte und Patienten in England, Frankreich, den USA und hierzulande*. Frankfurt 1989.

Popp, W.: *Aus der Bedrohung zum Handeln*. Berlin 1987.

Richter, H. E.: *Eltern, Kind und Neurose*. Stuttgart 1963.

Richter, H. E.: *Patient Familie*. Reinbek 1970.

Richter, H. E.: *Die Gruppe*. Reinbek 1972.

Richter, H. E. *Lernziel Solidarität*. Reinbek 1974.

Richter, H. E.: *Der Gotteskomplex*. Reinbek 1979.

Richter, H. E.: *Flüchten oder Standhalten*. Reinbek 1980.

Richter, H. E.: *Die Chance des Gewissens*. Hamburg 1986.

Richter, H. E. *Wer nicht leiden will muß hassen. Zur Epidemie der Gewalt*. Hamburg 1993.

Sachverständigenrat für die konzertierte Aktion im Gesundheitswesen: *Das Gesundheitswesen im vereinten Deutschland.* Baden-Baden 1991.

Sachverständigenrat für die konzertierte Aktion im Gesundheitswesen: *Herausforderung und Perspektiven der Gesundheitsversorgung.* Baden-Baden 1990.

Sachverständigenrat für die konzertierte Aktion im Gesundheitswesen: *Medizinische und ökonomische Orientierung.* Baden-Baden 1987 und 1988.

Sachverständigenrat für die konzertierte Aktion im Gesundheitswesen: *Qualität, Wirtschaftlichkeit und Perspektiven der Gesundheitsversorgung.* Baden-Baden 1989.

Schmidbauer, W.: *Die hilflosen Helfer.* Reinbek 1978.

Schneider, M., Biene-D. u. a.: *Gesundheitssysteme im internationalen Vergleich.* BASYS-Beratungsgesellschaft für Systemforschung. Augsburg 1992.

Schreiber-Weber, E., Schulz-Sery, C.: *Der Allgemeinarzt in der primären Gesundheitsversorgung.* Frankfurt 1993.

Schrömbgens, H.-H.: *Die Fehldiagnose in der Praxis.* Stuttgart, 1987.

Schüller, H.: *Die Gesundmacher.* Berlin 1993.

Schwabe, U., Paffrath, D.: *Arzneiverordnungs-Report '92.* Stuttgart 1992.

Schweitzer, A.: *Aus meinem Leben und Denken.* Frankfurt 1980.

Schweizer, J., Retzer, A., Fischer, H. R.: *Systemische Praxis und Postmoderne.* Frankfurt 1992.

Siegel, B.: *Prognose Hoffnung. Heilerfolge aus der Praxis eines mutigen Arztes.* Düsseldorf, 1988.

Singer, K.: *Kränkung und Kranksein. Psychosomatik als Weg zur Selbstwahrnehmung.* München 1988.

Thiel, W.: *Selbsthilfegruppen-Förderung.* Gießen 1989.

Trojan, A.: *Wissen ist Macht. Eigenständig durch Selbsthilfe in Gruppen.* Frankfurt 1986.

Uexküll, Th. v.: *Psychosomatische Medizin.* München 1986

Uexküll, Th. v.: *Integrierte psychosomatische Medizin in Praxis und Klinik.* München 1992.

Uexküll, Th. v., Wesiack, W.: *Theorie der Humanmedizin.* München 1988.

Uexküll, Th. v.: *Grundfragen der psychosomatischen Medizin.* Reinbek 1963.

Vogel, H. R.: *Illusionen in der Gesundheitspolitik.* Stuttgart 1993.

Wemmer, O., Kortzak, D.: *Gesundheit in Gefahr – Datenreport 1993/94.* Frankfurt 1993.